PHILOSOPHIE ET MÉDECINE

Médecine à travers les siècles

Collection dirigée par le Docteur Xavier Riaud

L'objectif de cette collection est de constituer « une histoire grand public » de la médecine ainsi que de ses acteurs plus ou moins connus, de l'Antiquité à nos jours.
Si elle se veut un hommage à ceux qui ont contribué au progrès de l'humanité, elle ne néglige pas pour autant les zones d'ombre ou les dérives de la science médicale.
C'est en ce sens que – conformément à ce que devrait être l'enseignement de l'histoire –, elle ambitionne une « vision globale » et non partielle ou partiale comme cela est trop souvent le cas.

Dernières parutions

Xavier RIAUD, *Dent et archéologie*, 2017.
Michel A. GERMAIN, *Les tables d'opération. De l'Antiquité à nos jours*, 2016.
Philippe SCHERPEREEL, *Médecins et infirmières dans la guerre de Crimée. 1854-1856*, 2016.
Mélanie DECOBERT, *Odontologie médico-légale et Seconde Guerre mondiale*, 2016.
François RESCHE, *Le papyrus médical Edwin Smith*, 2016.
Xavier RIAUD, *Napoléon Ier et ses dentistes*, 2016.
Philippe SCHERPEREEL, *Albert Calmette. « Jusqu'à ce que mes yeux se ferment »*, 2016.
Philippe SCHERPEREEL, *Pietro d'Abano. Médecin et philosophe de Padoue à l'aube de la Renaissance*, 2016.
Bernard DE MARSANGY, *La Psychiatrie vécue au XIXe siècle. Lettres à Louisa*, 2016.
Isabelle CAVÉ, *Etat, santé publique et médecine à la fin du XIXe siècle français*, 2016.
Julien MARMONT, *L'Odontechnie ou l'art du dentiste. Poème didactique et descriptif en quatre chants, dédié aux dames*, 2016.
Patrick POGNANT, *La Folle Clinique sexuelle du professeur P***. De la Belle Époque aux Années folles*, 2016.

Philippe Scherpereel

PHILOSOPHIE ET MÉDECINE

L'Harmattan

Du même auteur

Médecins et infirmières dans la guerre de Crimée. 1854-1856,
L'Harmattan, 2016

Pietro d'Abano. Médecin et philosophe de Padoue à l'aube de la Renaissance, L'Harmattan, 2016.

Albert Calmette. « Jusqu'à ce que mes yeux se ferment »,
L'Harmattan, 2016.

Un secret bien gardé.
TheBookEdition, 2014

Tout a son contraire.
TheBookEdition, 2014

Enigme du temps et de l'espace.
TheBookEdition, 2013

Les plumes du paon.
TheBookEdition, 2013

Au-delà des sens : l'énigme de la beauté.
TheBookEdition, 2012

5-7, rue de l'Ecole-Polytechnique, 75005 Paris

http://www.harmattan.fr
ISBN : 978-2-343-11439-2
EAN : 9782343114392

PROLÉGOMÈNES

Pour pratiquer avec succès l'art de guérir, il faut être versé dans les sciences que cultivent les philosophes, et pratiquer les vertus dont ils nous donnent l'exemple, d'où il résulte que le vrai médecin est en même temps philosophe.

Galien 129-216

La médecine est intrinsèquement liée à la philosophie en un profond dialogue théorique et méthodologique. *La maladie et la souffrance, la fragilité et la finitude de la condition humaine, le corps, le savoir médical, le pouvoir du médecin, les techniques de soins, la recherche médicale et les biotechnologies, la santé : tout cet ensemble constitue un objet d'interrogation majeure pour la philosophie*. Cette phrase, placée en exergue de l'anthologie de textes rassemblés par Marie Gaille, montre bien la diversité des liens entre philosophie et médecine, qui vont bien au-delà de la seule éthique. Ce « nouage » de la médecine et de la philosophie ne se limite pas à un couple, car la philosophie de la médecine côtoie aujourd'hui bien d'autres composantes des sciences humaines : la sociologie, l'anthropologie, le droit, les sciences politiques et l'économie, la psychologie, entre autres.

Le but de la médecine est de lutter contre la souffrance, la maladie et la mort. Cette recherche se retrouve dans les civilisations les plus archaïques, quel que soit l'endroit, notamment en Occident comme en Orient. Le besoin de guérir a longtemps été isolé, se bornant à des pratiques de sorcellerie et de charlatanisme. Lorsque la philosophie est apparue, elle a permis à la médecine de se construire sur une épistémologie dédiée aux concepts, théories et méthodes de la pratique des soins, ainsi que sur une éthique, qui sera élaborée au fil des siècles par les médecins et les philosophes. Cependant, médecine et philosophie demeurent autonomes : la philosophie n'est pas la médecine, ni une médecine, et la médecine n'est pas une philosophie, mais nous avons besoin des deux, précisément parce qu'elles sont différentes. *Quant à relancer un débat récurrent de savoir si la médecine est un art ou une science, il est plus intéressant de regarder comment ces deux dimensions se conjuguent.* Philosophie et médecine se nourrissent l'une de l'autre, bien qu'elles n'aient pas cessé d'entretenir depuis l'antiquité une relation aussi passionnelle que conflictuelle.

Des pratiques médicales sont connues depuis la plus haute antiquité. En Egypte, elles sont représentées par la découverte de papyrus tels ceux d'Edwin Smith, au XXXe siècle av. J.-C., d'Ebers au XVIe siècle av. J.-C. et de Kahun sur la gynécologie autour de 1800 av. J.-C.. A Babylone, certaines pratiques sont décrites dans le *Manuel de diagnostic*, autour de 2000 av. J.-C.. Il n'est pas possible cependant d'établir un lien avec une philosophie, la relation se faisant plutôt avec des croyances religieuses. Dans l'Inde antique, la médecine était représentée par l'*Ayurveda*, ses deux écoles, et ses huit branches, correspondant à autant de spécialités, médecine interne, chirurgie, ORL, pédiatrie, toxicologie et obstétrique. Médecine et philosophie étaient étroitement liées et représentées par des personnages mythiques, comme Nagarjuna dont l'importance de l'enseignement était comparable à celle de Bouddha lui-même.

Dans la Chine ancienne, la médecine traditionnelle était inspirée du Taoïsme et de l'*Unique Principe Universel*, avec ses deux lois principales : chaque chose qui a un début a une fin, chaque chose a son contraire, dont le modèle est le *Yin* et le *Yang*. Son origine remonte autour du troisième millénaire avant notre ère, avec les empereurs mythiques, Fu Xi, promoteur de la théorie du Yin et du Yang, facettes contraires mais complémentaires de l'univers, Shen Nong, découvreur des vertus des plantes médicinales et Huang Di, de l'acupuncture. Les principes fondamentaux de la philosophie de la médecine chinoise ancienne étaient : la globalité de l'être, l'individualité du corps, l'échange permanent entre le microcosme, l'homme, et le macrocosme, l'univers, l'interactivité avec les cycles de la nature ainsi qu'entre le physique et le psychique. L'élément déterminant de la santé était le Chi, un flux d'énergie en mouvement perpétuel dans le corps, dont le blocage entraînait la maladie, dont le symptôme était un déséquilibre, notamment entre le Yin et le Yang. L'organisation de l'univers reposait sur cinq éléments : le bois, le feu, la terre, le métal et l'eau, appelés aussi mouvements. Les fondements de la médecine chinoise étaient représentés par cinq disciplines : l'acupuncture, la pharmacopée, à base de plantes médicinales, la diététique, le massage Tui Na, et les mouvements avec le Qi Gong, le Shiatsu et le Kobido.

Dans l'antiquité grecque, la différence entre philosophie et médecine n'était pas aussi tranchée. Les médecins étaient philosophes et les philosophes médecins. Si le terme de philosophe semble avoir été utilisé pour la première fois par Pythagore, Alcméon, considéré par Aristote comme un philosophe, était un médecin, qui le premier avait défini la santé et la maladie. Aristote lui-même n'était pas médecin, mais était d'une famille de médecins, d'où vraisemblablement son intérêt pour la médecine. Empédocle, Diogène d'Apollonie, Hippon et Philolaos sont à la fois médecins et philosophes. Partant du principe que la sagesse est à l'âme, ce que la santé est au corps, la philosophie apparaissait comme la médecine de l'âme quand l'objet de la médecine est le corps. Dévolue à la santé de l'âme, la philosophie est sa médecine, et de ce fait une thérapeutique. André Comte-Sponville cite à ce propos Epicure qui au début de la *Lettre à Ménécée* écrit : « *Que nul, étant jeune, ne tarde à philosopher, ni vieux ne se lasse de la philosophie ; car il n'est pour personne, ni trop tôt, ni trop tard pour assurer la santé de l'âme* ». Ce rôle de la philosophie comme médecine de l'âme perdurera jusqu'à l'âge classique dans les réflexions philosophiques de Bacon, Descartes, Spinoza…

En devenant une science, la médecine s'est éloignée de la philosophie qui ne peut devenir une science. D'autre part, une branche de la médecine a pris en charge la santé de l'esprit, c'est la psychiatrie, qui n'est pas une philosophie, au contraire de la psychologie, qui est considérée comme l'une de ses composantes. La médecine actuelle doit faire face à la confusion entre santé et bonheur, le mal-être, souvent qualifié de dépression, étant vécu comme une maladie. Voltaire disait déjà : « *J'ai décidé d'être heureux parce que c'est bon pour la santé* ». Plutôt qu'une philosophie qui procure la vie heureuse, au sens où l'entendait Epicure, on attend aujourd'hui du médecin qu'il soigne le mal-être à coup d'antidépresseurs et de tranquillisants. C'est méconnaître que philosopher c'est penser mieux, pour vivre mieux.

La médecine est devenue de plus en plus technique et scientifique. L'éternel dilemme de savoir si la médecine est un art ou une science se pose aujourd'hui avec une particulière acuité et la crainte est que *l'art meurt de trop de science*. Hippocrate avait tranché, disant que la médecine est un art fondé sur la connaissance de la réalité. Les connaissances médicales ont davantage progressé au cours de ces cent dernières années que depuis les débuts de l'humanité. Les progrès de la science médicale impactent directement l'existence de chacun et la vie en société. Le médecin a le devoir de procurer au malade des soins conformes aux données actuelles de la science, et donc de disposer d'une formation initiale et d'une formation continue qui lui permettent d'accéder non seulement au savoir mais aussi au savoir-faire et au savoir-être. Si le niveau du savoir médical relève de la science, le savoir-faire de la technicité, le savoir-être requiert un humanisme que seule la philosophie peut apporter pour exercer le métier comme étant l'art de soigner. Au cours de ces dernières années, l'accès à la formation médicale a privilégié de façon prépondérante, pour ne pas dire exclusive, les filières mathématiques et scientifiques. Si l'on y ajoute une sélection drastique, basée sur le bachotage de connaissances encyclopédiques, on produit des médecins d'un niveau élevé de connaissances mais d'aptitude à la relation humaine désastreuse. A l'époque du *Big Data*, quel est l'intérêt de bourrer le crâne des jeunes futurs médecins, plutôt que de leur apprendre à raisonner, à écouter et à comprendre leurs patients. Les patients et leurs familles ressentent des manques de communication et d'empathie, qui se traduisent par des informations inexactes et l'utilisation de mots inappropriés, dont les médecins n'ont même pas conscience. La réintroduction dans la formation d'*humanités médicales* apparait aujourd'hui comme une évidente nécessité.

Récemment, une tendance a été de passer d'une conception de la guérison (*cure*) à une philosophie du soin (*care*) avec pour corollaire une remise du patient au centre (*patient centered care*) des préoccupations du médecin. Cette distinction était déjà présente à l'époque d'Hippocrate entre *l'epimeleia,* prendre soin de quelqu'un, et la *therapeia,* traiter quelque chose, une maladie, une blessure, qui transforme le malade en objet de soin. Cette volonté n'écarte pas, bien au contraire, l'impérieuse nécessité de continuer à faire progresser la science médicale, sans prétendre, comme le craignait Canguilhem, *rénover la médecine en lui incorporant une métaphysique*. Depuis le début du siècle, une série de dispositions législatives ont reconnu au patient la propriété de son propre corps par des droits à l'information et au consentement. On aurait tort de considérer que le consentement est une obligation actuelle car dès l'antiquité on relève dans les *Lois* de Platon que *le médecin ne prescrit rien au patient sans l'avoir persuadé d'une façon ou d'une autre.* Ces droits ne concernent pas que les soins mais impliquent des décisions essentielles, à certains moments de la vie, allant des aides à la procréation, rendues possibles par les progrès de l'ingénierie génétique, à l'assistance à la fin de vie, sous ses différentes formes. L'implication de la philosophie en médecine, en particulier de l'éthique, n'est pas du domaine de la théorie mais de la pratique la plus concrète. Cependant, il est clair, comme le disait Atlan, que *la bioéthique n'est pas une partie de la biologie.* C'est une partie de l'éthique, preuve que la médecine n'est pas la philosophie, mais qu'elle lui est indispensable. La médecine n'est pas cependant *un réservoir de questions éthiques* et la bioéthique ne doit pas devenir le terrain de jeux d'*experts* auto-proclamés. *Le minimum que l'on peut demander à la philosophie, c'est de laisser la médecine en paix*.

Tout au long de l'histoire, un certain nombre de médecins furent aussi des philosophes, que ce soit dans l'antiquité ou à l'âge d'or de la médecine arabe, jusqu'à la période précédant la Renaissance, où l'on ne concevait pas qu'il put en être autrement. Anne Fagot-Largeault énumère une longue liste de médecins philosophes, dont on retiendra, dans la tradition française récente, Georges Canguilhem et François Dagognet et, dans la communauté internationale, Henrik Wulff, à Copenhague, Henk ten Have, à Nimègue, Tris Engelhardt, à Houston, Eric Löwy à Peoria, Qiu Ren-Zong, à Pékin, Kasumasa Hoshino à Kyoto et Jean-Noël Missa, à Bruxelles. Des chercheurs comme François Jacob, Jacques Monod ou Jean-Pierre Changeux, *firent des incursions en terrain philosophique*, tandis que des philosophes comme Henri Bergson, Etienne Gilson et Michel Foucault *ont vagabondé du côté des sciences du vivant*.

Les progrès des connaissances scientifiques et médicales, en particulier dans le domaine des neurosciences, font que l'on ne peut plus considérer la pensée philosophique sans en tenir compte. A l'inverse, la médecine, parvenue à ce niveau du savoir, ne peut plus gérer son évolution sans référence à la réflexion philosophique : *ne comptez pas sur les progrès des sciences, et spécialement de la médecine, pour vous dispenser de philosopher*. Pas plus que dans la Grèce antique, médecine et philosophie ne peuvent se concevoir aujourd'hui l'une sans l'autre. Michel Morange, dans les *secrets du vivant* analyse la relation entre la philosophie et la science : *Il existe un juste point où le travail philosophique permet de dégager les principaux enjeux conceptuels, tout en gardant une relation suffisamment forte avec la réalité pour que ces enjeux soient pertinents, et non artificiellement réduits. Au-delà, la recherche philosophique perd son sens, et ne mène plus qu'à la manipulation « dans le vide » d'un ensemble de notions dépourvues de toute relation avec la réalité du travail scientifique.*

Les premiers chapitres de cet ouvrage se succèdent dans un ordre chronologique car il ne peut y avoir de philosophie de la médecine sans histoire de la médecine, tant les concepts de santé, de maladie et de soins ont connu une évolution, faite de périodes de stagnation et de progrès, d'immobilisme et de remises en question. Cependant, nulle histoire de la maladie ne saurait se résoudre à une série d'évènements de nature strictement médicale. On est passé d'une philosophie comme médecine à une philosophie de la médecine, sans que l'on puisse dire qu'au départ la médecine se nourrissait de philosophie et que l'inverse se produirait désormais. De même, il serait inexact de penser que l'on est passé d'une fusion initiale de la médecine et de la philosophie, de l'antiquité grecque jusque Avicenne, à une époque, commençant à la Renaissance, de séparation progressive, causée par la spécialisation des savoirs. La philosophie est restée à toutes les époques en filigrane de la médecine. La période actuelle est marquée par *un envahissement massif par la bioéthique,* mais il serait vain de penser que la philosophie de la médecine ne soit constituée toute entière que de bioéthique, même si pour Harris, les préoccupations éthiques depuis 1960 marquent un retour aux interrogations fondamentales de la philosophie. La bioéthique est constitutive de la philosophie, mais le sens qu'il faut lui donner diffère entre un compendium de conceptions morales normatives, la reformulation après discussion des normes ou la conception d'une éthique de la responsabilité développée par Hans Jonas.

Différents moments clés de l'histoire des relations de la médecine et de la philosophie sont marqués par des hommes, médecins ou philosophes, parfois les deux à la fois, par des courants de pensée qui ont façonné une époque ou par des découvertes qui ont révolutionné la science et les technologies médicales. La philosophie aussi a changé. Elle n'est plus là pour *parler de tout et à tout propos* et disserter sur la maladie, la souffrance ou la mort. Elle ne peut pas ne pas tenir compte de l'évolution du savoir et de la technologie sous peine de rendre impossible le dialogue. De l'antiquité à aujourd'hui, la philosophie est passée d'une forme de pensée commune et solidaire de la médecine, à un questionnement sur une *matière étrangère* comme l'évoque Canguilhem. Cependant la philosophie continue à s'intéresser à la médecine comme forme de savoir et d'acquisition du savoir, l'épistémologie, et à s'interroger sur la médecine en tant que relation de soin et pratique sociale, incluant la relation médecin-malade.

HIPPOCRATE ET LES PHILOSOPHES MÉDECINS DU Ve SIÈCLE av. J.-C.

Hippocrate est le plus grand des médecins et le fondateur de la médecine.

Sénèque, *Lettres à Lucilius 95.20*

Hippocrate (460-370 av. J.-C. ?) reste aujourd'hui encore une référence de la médecine occidentale, au même titre que la Grèce demeure la racine de notre civilisation. Cependant, il a fallu modifier le serment d'Hippocrate, que tout jeune médecin se devait de prononcer à l'issue de sa thèse, pour le rendre compatible avec l'évolution de l'éthique médicale, en particulier au regard de la protection de la vie dès sa conception, afin d'éviter de commencer sa carrière par un parjure. Les signes cliniques, tels l'hippocratisme digital, la succussion hippocratique, que les jeunes étudiants préparant l'externat apprenaient par cœur, sombrent peu à peu dans l'oubli, face au scanner et à l'IRM. La pensée d'Hippocrate demeure-t-elle aujourd'hui encore pertinente ou n'est-elle qu'une antiquité poussiéreuse conservée au Panthéon de l'histoire de la médecine, vénérée par les nostalgiques du passé ?

Né autour de 460 av. J.-C., dans l'île de Cos, Hippocrate est contemporain du siècle de Périclès, qui marqua l'apogée de la Grèce. Selon Soranos d'Ephèse, un gynécologue grec du IIe siècle qui fut son premier biographe, il serait un membre de la famille des Asclépiades et le dix-septième descendant mythique d'Asclépios. Selon la mythologie, Asclépios était le fils d'Apollon, et il aurait été arraché du ventre de sa mère,

Coronis, déjà placée sur le bûcher funéraire, ayant été criblée de flèches par Artémise pour l'avoir trompée avec Apollon. Il aurait été confié au centaure Chiron, installé sur le mont Pélion en Thessalie, qui l'aurait initié à la médecine et à la chirurgie. A l'époque d'Homère, au VIIIe siècle av. J.-C., Asclépios n'était pas encore un dieu, mais le prince de Tricca, en Thessalie, renommé pour son savoir médical. Hippocrate aurait bénéficié d'une tradition écrite de sa famille, son grand-père médecin ayant déjà écrit des ouvrages de médecine et même de chirurgie. Son père, Héraclide, qui était aussi médecin, entreprit sa formation avant de l'envoyer pour étudier à Athènes auprès du sophiste Gorgias. Il devint de ce fait aussi instruit en philosophie qu'en médecine, mais il s'orienta vers la pratique médicale tout en conservant la philosophie qu'il jugeait utile à la justesse du raisonnement. Diverses sources attestent de son existence. Il est en particulier mentionné à deux reprises dans *Les Dialogues* de Platon et dans la *Politique* d'Aristote. Toutefois beaucoup d'épisodes de sa vie ne sont probablement que des légendes.

Entre soixante et soixante-douze traités médicaux lui ont été attribués, constituant le *Corpus Hippocraticum.* Toutefois, la plupart sont apocryphes et il impossible de savoir lesquels auraient été écrits par lui-même ou l'ont été par des disciples. Des controverses existent également concernant la participation de l'Ecole de Cnide, contemporaine de l'Ecole de Cos, en compétition l'une avec l'autre, bien que toutes deux membres de la société des Asclépiades. Galien évoque une troisième école de ce Ve siècle av. J.-C., l'école de Sicile avec notamment Empédocle et Philistion, dont on a pensé un temps qu'il était l'auteur du *Cœur* dans le *Corpus Hippocraticum.* Ces textes auraient été écrits en langue ionienne entre la fin du Ve et la fin du IIIe siècle av. J.-C. et conservés à la bibliothèque d'Alexandrie avec laquelle ils disparurent. Dans le *Corpus* figurent notamment le *Serment d'Hippocrate,* le *Livre des pronostics, Le régime dans les maladies aigues, Les Aphorismes...* L'enseignement de la médecine était essentiellement oral et pratique, de même que celui des philosophes. Il n'existe aucune certitude concernant l'existence de textes écrits par Hippocrate lui-même. De même, nous ne connaissons de la pensée de Socrate que ce que Platon et Aristote en ont écrit et sans doute, des siècles plus tard, de l'enseignement du Christ, car les seuls écrits qui ont transmis son message sont ceux des évangélistes. Le passage de l'oralité de l'enseignement à l'écriture ne s'est pas fait en un jour, et beaucoup d'écrits de cette période ont disparu du fait des vicissitudes de l'histoire, avec en premier lieu les invasions barbares et les destructions telles que l'incendie de la bibliothèque d'Alexandrie et le sac de Constantinople par les Croisés en 1204.

De nombreux cas cliniques de malades examinés par Hippocrate ont cependant été rédigés, mentionnant leur origine géographique, en particulier Athènes, Delphes, Corinthe, les îles de Syros et de Délos, ainsi qu'Odessa sur la mer Noire, attestant des multiples voyages, au-delà même de la Grèce, que lui valut sa notoriété. Dans les Lettres à Damagète, Hippocrate rapporte qu'il avait été appelé en consultation auprès de Démocrite que son entourage suspectait d'être fou parce qu'il riait sans cesse. Ces lettres racontent la rencontre mythique entre Démocrite, le philosophe sage et fou, l'un des premiers atomistes, et Hippocrate, qui inventa une médecine débarrassée des superstitions. L'ayant trouvé sous un arbre en train de rédiger un ouvrage sur la folie, il en déduisit que son rire n'avait rien de dément mais qu'il était une réponse philosophique à la folie des hommes, dont l'analyse qu'il en fait reste d'une troublante actualité.

Il aurait combattu un certain nombre d'épidémies par la réalisation de grands feux, dégageant des substances aromatiques, destinés à purifier l'atmosphère, à Athènes, Abdère et en Illyrie. Athènes le récompensera en lui attribuant la citoyenneté et en lui offrant de l'entretenir toute sa vie dans le Prytanée aux frais de la cité. Le roi des Perses, Artaxerxés Ier, lui fit également des offres mirobolantes pour éradiquer l'épidémie qui décimait son armée, mais il déclina cette proposition. Sa passion pour la vérité, qui s'appuyait sur l'expérience et l'observation, lui fit refuser la gloire et les honneurs. Il mourut à un âge avancé, autour de 370 av. J.-C. à Larissa, en Thessalie, où ses deux fils, Thessalos et Draco, également médecins, qui eurent tous deux un fils prénommé Hippocrate, l'avaient accompagné. Son gendre, Polybe, qui fut aussi son élève, aurait écrit autour de 410 av. J.-C. *La nature de l'homme* et serait pour Galien le véritable successeur d'Hippocrate.

Hippocrate peut être considéré comme le *père de la médecine* qu'il débarrassa de ses superstitions et des pratiques de sorcellerie et de charlatanisme. Avant lui, il était courant d'attribuer la cause des maladies à des forces surnaturelles ou divines. Ainsi, l'épilepsie, appelée alors *maladie sacrée,* n'est pas pour lui *plus divine ou plus sacrée que n'importe quelle autre maladie,* mais provient d'une atteinte du cerveau. Il sépare la médecine de la religion en affirmant que la maladie n'est pas une punition infligée par les dieux mais la conséquence de facteurs liés à l'environnement, à l'alimentation et aux habitudes de vie. *Chaque maladie a une cause naturelle et aucune n'arrive sans l'intervention de la nature*. Il peut paraître paradoxal qu'Hippocrate, qui se réclame d'une ascendance divine par Apollon, son fils Asclépios et ses filles Hygée et Panacée, qui invoque les dieux dans le Serment, soit celui qui a séparé la médecine de la religion. S'il reconnaît un lien essentiel de la médecine avec la philosophie, ce n'est pas avec une métaphysique. Il fait de la médecine une discipline basée sur les signes, la clinique, l'expérience et des théories anatomiques et physiologiques qu'il ne peut valider faute de dissections et d'expérimentations. Sa théorie des humeurs, le sang, la lymphe, la bile jaune et la bile noire, est calquée sur la théorie philosophique des quatre éléments primordiaux, l'eau, la terre, l'air et le feu, qu'Aristote adoptera et qui, avec la complicité de l'Eglise, figera malheureusement toute évolution scientifique pendant plus de quinze siècles.

L'apport principal d'Hippocrate est d'avoir réuni la philosophie et la médecine tout en fondant la médecine sur une analyse logique des maladies dans leur symptomatologie, leur cause et leur évolution. L'utilisation approfondie de l'interrogatoire et de l'examen clinique conduit au diagnostic, permet d'établir un pronostic et de traiter efficacement les maladies. Il distingue entre les symptômes qui se voient, car extérieurs, et la difficulté de reconnaître une maladie touchant la profondeur du corps, une distinction qui se poursuivra jusqu'à nos jours entre médecine interne et médecine externe. Toutefois ce qui échappe à la vue des yeux, n'échappe pas à la vue de l'esprit. C'est une approche empirique qui ne cède rien à la tentation de dériver vers des divagations sans fondement avec la réalité. Le pronostic n'est pas une divination mais une déduction logique à partir de faits avérés. L'ensemble des descriptions minutieuses sur lesquelles Hippocrate fonde *Le Pronostic* repose sur une observation des symptômes aussi précise que celle qui conduit au diagnostic. La définition qu'Hippocrate donne de la médecine dans *De l'art* c'est *délivrer les malades de leurs souffrances, mitiger les maladies très intenses, et ne rien entreprendre pour ceux que l'excès de mal a vaincus, sachant que la médecine ne peut pas tout.* Dès cette époque, Hippocrate pose le principe que la médecine, à côté de la lutte contre la souffrance et la maladie, ne doit pas se livrer à l'acharnement thérapeutique et à une poursuite déraisonnable des soins. L'euthanasie passive, qui est une manière de ne pas s'opposer à la nature mais d'accepter l'ordre des choses, est admise par Hippocrate, alors que le suicide et l'euthanasie active font déjà l'objet de controverses passionnées entre philosophes, avec des positions opposées entre Platon et Aristote.

Suivant l'antique conception grecque de la correspondance entre le microcosme et le macrocosme, le corps humain apparaissait comme le reflet en miniature de l'univers, établissant une analogie entre le corps et le cosmos. A une époque où il n'existait ni microscope ni télescope, cette correspondance établie entre la structure des atomes et des galaxies était étonnante. De même la notion d'équilibre entre les éléments de l'organisme sain, conception partagée avec la médecine chinoise traditionnelle, et la perte de cet équilibre dans la maladie, se confirmera quand on envisagera l'homéostasie thermique, l'équilibre des électrolytes du sang ou celui des facteurs de la coagulation, maintenant la fluidité du sang entre thrombose et hémorragie, reconnue sous le terme de *crase* sanguine. Les prescriptions thérapeutiques d'Hippocrate, visant à maintenir cet équilibre par la nutrition et l'hygiène de vie, ont gardé toute leur pertinence, même si les thérapeutiques employées saignées, sangsues ou ventouses sont depuis peu obsolètes. De la notion d'équilibre découle également la prescription de traiter la partie malade du corps par son contraire : le chaud par le froid, le sec par l'humide. La conception hippocratique du pouvoir guérisseur de l'organisme et la conception de la thérapeutique qui a pour but d'aider ce processus naturel est la base même de la réanimation moderne qui a pour but de donner à l'organisme les moyens et le temps de reprendre le dessus sur la maladie. La thérapeutique hippocratique est étrangement contemporaine dans sa conception respectueuse du patient et dans son fondement basé sur la nutrition, la diététique et l'hygiène. Le précepte philosophique fondamental du *Connais-toi toi-même* a une profonde résonnance médicale dans le soin de soi-même reposant sur l'hygiène et la diététique qui fut depuis l'antiquité ce que la médecine pouvait apporter de plus efficace et qui est aujourd'hui admis comme le fondement de la santé.

Les prescriptions diététiques d'Hippocrate n'ont pas pris une ride prônant une alimentation à base de légumes et de fruits, limitée de façon raisonnable en apport protéique d'origine animale. Certains aliments sont meilleurs crus, d'autres requièrent une cuisson plus ou moins longue pour aider la digestion. La recommandation d'une nourriture équilibrée en quantité raisonnable, en fonction des besoins, reste la base de la nutrition. Le régime et l'hygiène que s'impose la personne, au même titre que ses options philosophiques, déterminent une véritable éthique de vie, le *souci de soi* suivant la formule que proposera Michel Foucault. Ainsi l'hygiène et le régime se situent à l'intersection d'une philosophie pratique et d'une médecine quotidienne de soi-même.

L'adaptation du régime en fonction du tempérament de chacun, de l'âge, du lieu, du climat et des saisons, demeure une prescription de bon sens, qui reste d'actualité. Dans *Des airs, des eaux et des lieux*, Hippocrate envisage une conception anthropologique de la médecine, expliquant que le malade doit être analysé dans son environnement et qu'en fonction de celui-ci l'apparence physique, le comportement, les maladies seront différents, entre Asiatiques et Européens, et que certains peuples, comme les Scythes, auront une santé qui dépend de leurs mœurs, de leurs institutions et de leur mode de vie.

Le *Traité du Médecin* devrait être lu aujourd'hui encore par tout jeune médecin avant de débuter sa carrière. Les conseils pratiques qu'il donne concernant l'organisation de son cabinet de consultation sont d'un bon sens absolu, qu'il s'agisse de la disposition du bureau ou de la hauteur des sièges. Il n'y manque que les recommandations concernant la position de l'ordinateur mais nul doute qu'elle aurait fait l'objet de conseils, s'il eut existé à l'époque. Le médecin doit allier *les bonnes manières aux bonnes mœurs*, être d'*une grande propreté sur sa personne* et *porter une tenue décente* ; ces conseils sont parfois oubliés et on peut regretter le laisser-aller vestimentaire de certains confrères. Les recommandations sur la confection des bandages, l'utilisation des instruments et la rapidité d'exécution des gestes restent d'actualité. La philosophie du *Traité du Médecin*, manuel de formation du jeune médecin, délivre un enseignement sur ce que doit être le bon médecin et sur ce que doivent être ses connaissances en chirurgie, car à l'époque il était naturel que chirurgien et médecin répondent aux mêmes exigences morales, techniques et scientifiques. Cette modernité du message hippocratique ne relève pas d'une quelconque sociologie actuelle, mais d'une parfaite insertion de l'homme dans son milieu.

Le *Serment d'Hippocrate* introduit les éléments d'une éthique professionnelle qui conserve toute sa pertinence, même si certains aspects ne sont plus adaptés à l'évolution actuelle des mœurs. La transmission du savoir, l'obligation de moralité, le secret professionnel sont des préceptes qui restent d'actualité. La confidentialité du savoir ne fait pas seulement référence au secret professionnel, développé de façon explicite, mais aussi à la transmission du savoir médical qui, dans la Grèce antique, se faisait exclusivement par filiation. Même si des doutes existent sur la paternité du Serment, même si de nombreuses modifications sont intervenues au fil du temps, celui-ci a traversé les âges et ses préconisations restent le fondement de la profession médicale. Si l'on fait abstraction des termes anciens, qui étaient ceux de l'époque et en disaient parfois plus que notre vocabulaire actuel, on constate que la conception de la médecine selon Hippocrate est restée très moderne, alors que, pendant de très nombreux siècles qui suivirent, son œuvre fut souvent dénaturée, voire oubliée, comme la nécessité d'écrire l'histoire des cas cliniques, de ne fonder le diagnostic et le pronostic que sur des faits réels et de garder la philosophie comme inspiratrice de la réflexion. A ce stade de l'histoire de l'humanité, l'apport essentiel de la conception hippocratique de la médecine sera la séparation d'avec la religion faisant de la maladie un phénomène relevant de causes naturelles, sur lesquelles le médecin peut avoir prise. Les religions, même après Hippocrate, ont relayé l'idée du lien entre la maladie et le péché, entre la guérison et la foi. Jésus, à côté de son message christique, apparait comme un thaumaturge à travers ses miracles lorsqu'il guérit, à condition qu'ils aient la foi, les paralytiques, les aveugles ou lorsqu'il ressuscite les morts. Cette tradition persiste jusqu'aujourd'hui avec la nécessité d'avoir réalisé un miracle pour être canonisé.

Si Hippocrate est incontestablement le plus connu des philosophes médecins du Ve siècle av. J.-C., il serait injuste de considérer qu'il fut le seul. Sa famille, ses proches constituèrent l'école de Cos, et leurs rivaux de Cnide, Euryphon, Herodicos et Ctésias, formaient une école concurrente mais faisant partie des Asclépiades, dont les travaux furent intégrés au *Corpus Hippocraticum* au temps d'Alexandrie. Les médecins de Cnide se voyaient reprocher par Hippocrate le nombre plus grand de maladies qu'ils reconnaissaient, leur manque d'intérêt pour la séméiologie et l'insuffisance de leurs remèdes. Bien qu'il soit difficile de distinguer entre ces deux écoles, l'école de Cnide restait floue sur la pathogénie et le pronostic des maladies, ce qui la protégeait des spéculations parfois hasardeuses de l'école de Cos, faisant davantage de la première un précurseur de la médecine scientifique.

Empédocle est un philosophe, poète et médecin grec de Sicile du Ve siècle av. J.-C., célèbre pour l'excentricité de ses vêtements et de sa conduite jusqu'à sa mort, la légende voulant qu'il se soit suicidé en se jetant dans le cratère de l'Etna. Il tenta de découvrir le principe unificateur du cosmos et basait le fonctionnement de l'univers sur l'opposition entre deux forces antagonistes, l'amitié, force d'unification et de cohésion, et la haine, force de division et de destruction. Influencé par l'Orient, il reconnaissait en toutes choses l'opposition de contraires. Ces forces contraires agissaient sur les quatre éléments, Feu, Air, Terre et Eau, que l'on retrouve chez Aristote, dont la combinaison détermine en médecine, la santé, les tempéraments et les caractères. Le sang étant considéré comme le vecteur de la pensée, il inclinait naturellement au végétarisme. Sa fascination pour le feu, instrument de purification, de renouvellement, conduira Bachelard à en décrire les caractéristiques psychanalytiques sous l'appellation de « complexe d'Empédocle ».

La médecine hippocratique c'est l'Homme et la Nature. La santé et la maladie sont des phénomènes physiques que l'on retrouve dans le terme anglais de *physician* pour désigner le médecin. Cette éclosion de la médecine humaniste est contemporaine de l'âge d'or de la philosophie antique, annoncée par Socrate, explicitée par Platon et Aristote, reprise cinq siècles plus tard par Galien. L'évolution de la *techné* médicale est indissociable de sa rencontre avec la philosophie, de Platon, puis d'Aristote. Hans-Georg Gadamer, dans la *Philosophie de la santé,* où il fait l'apologie *de l'art médical*, donne la définition suivante : *Le concept de techné est une création spécifique de l'esprit grec, de l'esprit de l'histoire, du questionnement libre et réfléchi des choses et du logos qui justifie et fonde tout ce que nous croyons être vrai.* Jean Lombard, citant Werner Jaeger, qui qualifiait la médecine d'*idéal culturel grec*, souligne que Platon l'admirait parce qu'*elle était corrélée à la philosophie, et tout particulièrement à la morale socratique, qu'elle donnait l'image d'une discipline qui a le pouvoir de changer la vie des hommes et qu'elle était représentative d'un nouveau mode de relation entre le savoir et la pratique. Elle a été, en effet, un modèle pour la philosophie autant que la philosophie a été un modèle pour elle.* Aristote considérait que la médecine était *l'exemple de la métamorphose qui a transformé en une science véritable l'association d'ordre purement empirique d'un savoir et d'un savoir-faire.* Avec Hippocrate, la médecine relève de la rencontre d'une *praxis,* l'exercice de l'art, d'un *logos,* la rationalité de cet art, et d'un *ethos,* la règle de la pratique de l'art. Ontologie, épistémologie et éthique constituent la trilogie philosophique à la base de la médecine.

AULUS CORNELIUS CELSUS
25 av. J.-C. - 50 ap. J.-C.

Très peu connu aujourd'hui, Aulus Cornelius Celsus, cité en Français sous le nom de Celse, fut cependant l'un des plus grands médecins de l'antiquité, le plus représentatif des médecins romains de son époque, mais il fut éclipsé au siècle suivant par Galien. Il vécut durant le règne de l'empereur Auguste. Il serait né à Vérone, mais on connaît peu de chose de sa vie. Il écrivit en latin, sous le titre de *De Artibus*, une large encyclopédie, aujourd'hui disparue, couvrant de multiples domaines comme l'agriculture, l'art militaire, la rhétorique, la jurisprudence, la philosophie et la médecine. Bien que les connaissances médicales dont il fait état ne puissent pas être l'œuvre d'un profane, une controverse existe sur le fait qu'il fut réellement médecin.

De ses écrits, seul nous est parvenu le sixième livre de l'ouvrage *De Medicina libri octo,* qui est un ensemble très complet de la conception médicale de son auteur. Ce livre sera le premier ouvrage médical qui bénéficiera de la découverte de l'imprimerie par Gutenberg, avant même ceux d'Hippocrate et de Galien : la première édition sera imprimée par Nicolao en 1478 à Florence. De nombreuses rééditions suivront jusqu'à aujourd'hui.

Celse se situe clairement dans la tradition d'Hippocrate. Son traité reprend l'essentiel des préceptes hippocratiques sous une forme structurée, complétée des connaissances apparues depuis lors. Une première classification nosologique en trois groupes des maladies est basée sur le fait qu'elles sont soignées soit préventivement par le régime, regroupant des prescriptions hygiéniques et diététiques, soit par des remèdes traitant des maladies aiguës ou chroniques, soit par l'art manuel, correspondant à la chirurgie viscérale et orthopédique. Une subdivision est opérée entre les affections générales ou localisées. Cette classification est davantage basée sur les thérapeutiques que sur la symptomatologie et le diagnostic, comme le seront les classifications nosologiques ultérieures. Cet ouvrage inaugure la terminologie médicale latine.

Véritable compendium de toutes les connaissances médicales antérieures, cet ouvrage comporte de nombreuses références à des auteurs qui l'ont précédé. Celse a le souci de ne rapporter que des notions vérifiables et bien établies, une *Evidence Based Medicine* avant la lettre : *Puisque les choses incertaines ne sont pas compréhensibles, mieux vaut n'utiliser que celles qui sont assurées et démontrées... La formation ne s'acquiert pas dans des discussions spéculatives mais dans la pratique... Si l'art de raisonner faisait les bons médecins, il n'en aurait pas de meilleurs que les philosophes, mais ceux-ci excellent dans la science des mots et ne possèdent point celle qui guérit... La médecine est liée à la théorie, mais doit se fonder sur les phénomènes visibles ; les causes obscures doivent être écartées, non pas de l'esprit du médecin, mais de l'art proprement dit.* Ce disant, Celse accorde la primauté à la pratique, à l'expérience, s'écartant du dogme hippocratique et galénique du médecin philosophe.

Il n'en développe pas moins une réflexion philosophique et éthique sur une pratique, qui tendait à se répandre à la suite d'Hérophile et d'Erasistrate, qui était la vivisection humaine sur des condamnés. *C'est une cruauté inouïe de disséquer des hommes tout vivants, et de faire d'un art destiné à la conservation du genre humain, l'instrument de sa destruction, et cela de la façon la plus barbare.* Il s'élève à la fois contre la cruauté et l'inutilité de telles pratiques contraires à l'essence même de la médecine. Il rapproche des arguments à la fois éthiques et épistémologiques, car ce type d'expérience n'apporte pas de connaissances supplémentaires par rapport à la dissection de cadavres. Celse se pose en défenseur d'une conception humaniste de l'expérimentation, loin d'être unanimement partagée car, même au Siècle des Lumières, il se trouvera un Diderot, et même à la fin du XIXe siècle, un Louis Pasteur pour soutenir la justification de pratiques similaires chez des condamnés à mort échappant à l'exécution capitale au prix d'une intervention expérimentale. Les médecins nazis, comme Menguelé, pratiqueront encore des expériences sur des prisonniers des camps de concentration pour valider des conceptions totalement aberrantes. Ce problème se pose encore sous une forme différente, dans certains pays, où des médecins apportent leur concours à des exécutions capitales ou des psychiatres à des enfermements et des traitements chez des prisonniers politiques.

Ces préoccupations humanistes se révèlent également dans la conception de la relation médecin-malade qu'il détaille avec beaucoup de bon sens et qui reste pleinement d'actualité. Au premier contact avec le malade, *un médecin expérimenté doit se garder de s'emparer du bras du patient dès son arrivée (pour tâter le pouls), mais bien s'asseoir auprès de lui, le visage souriant ; il s'informera de son état et, s'il paraît inquiet ou ému, il le calmera en s'aidant d'arguments convaincants ; ce n'est qu'ensuite qu'il avancera la main pour explorer le pouls : la seule présence du médecin peut suffire à l'accélérer.* La philosophie de Celse n'a rien d'ésotérique : c'est une éthique profondément ancrée, qui lui fait refuser la cruauté de la vivisection, et une psychologie vécue au quotidien dans la relation avec le malade.

L'ensemble des maladies dont il décrit la symptomatologie est impressionnant par la pertinence de l'observation et la précision de la description. Sans les citer toutes, on soulignera la distinction qu'il introduit entre les signes de la cystite et de la lithiase rénale, la description de l'ictus cérébral apoplectique, le démembrement des parasitoses intestinales, le diagnostic des affections pulmonaires. En dehors des prescriptions hygiéno-diététiques, il propose la climatothérapie des phtisiques, le repos dans des chambres bien aérées, le recours à la saignée et aux cataplasmes. Les médicaments sont classés selon leurs effets et peuvent être judicieusement associés.

Son domaine d'excellence est la chirurgie qui a progressé grâce au développement d'un arsenal instrumental important de plus d'une cinquantaine d'instruments dont il fait l'inventaire. *Les plaies et les blessures demandent à être nettoyées et décaillotées ; les hémorragies vasculaires relèvent de la double ligature et de la cautérisation. Les fractures doivent être immobilisées dans un pansement rigide imprégné de cire et de farine qu'il convient de changer entre le 7e et le 9e jour, c'est à dire lorsque l'œdème initial a régressé. En cas de fracture ouverte, la contention doit être précédée de la résection des esquilles…*

Celse traite également de la trépanation du crâne, de la chirurgie ophtalmologique, de la chirurgie abdominale, de la chirurgie urinaire, du phimosis, des hémorroïdes… Il consacre un chapitre de son *De Medicina* au traitement des cancers principalement du sein et de l'utérus, dont il recommande l'excision sanglante si la tumeur est diagnostiquée à un stade de début, ou d'en limiter l'extension par des cautérisations ou l'application de caustiques. Il admet que les chances de guérison sont limitées et reconnaît le risque de stimuler l'évolution d'un cancer par un traitement incomplet, inclinant à l'abstention thérapeutique. Il décrit certaines tumeurs rares comme le kyste dermoïde.

Celse apparaît donc à la fois comme un médecin exceptionnel, doué de connaissances encyclopédiques, mais aussi d'une grande expérience pratique, tant en médecine qu'en chirurgie. Sa vision de la pratique médicale, toute empreinte d'humanité, est celle d'un philosophe de terrain et non d'agora ni de salon. Il est très injuste qu'il soit oublié, l'histoire ne retenant qu'Hippocrate, dont il développa l'enseignement, et Galien, dont la gloire l'éclipsera.

GALIEN DE PERGAME
129-216 ? ap. J.-C.

Galien fut initié très tôt par son père, architecte et géomètre, à la philosophie des stoïciens et, dès l'âge de quatorze ans, il entreprit des études de philosophie. Quatre de ses maîtres furent un stoïcien, disciple de Philopator, un platonicien, disciple de Cajus, un péripatéticien, disciple d'Aspasius, et un épicurien, à Smyrne, dont il dira dans les *Propres livres* que le premier ne lui donna aucune preuve de ce qu'il avançait, le second arriva à des conclusions contraires à celles du précédent et que les suivants ne s'avérèrent pas plus concluants. Déçu par l'absence de rigueur de la philosophie, écartelée entre différentes écoles contradictoires, il s'en écarte sans toutefois rompre complètement avec la réflexion philosophique qu'il poursuivra en débutant à seize ans des études de médecine. Il s'initie aux conceptions d'Hippocrate et à l'empirisme en médecine auprès de son maître Pélops, avant de voyager dans le monde gréco-romain pour étudier auprès des médecins les plus renommés. A Smyrne, il retranscrira dans un traité *Sur le mouvement du thorax et du poumon* l'enseignement de Pélops, puis il séjournera quatre ans à Alexandrie pour y étudier l'anatomie, avant de revenir à Pergame où il devient le médecin des gladiateurs.

En 162, au terme d'un voyage qui le mène à Chypre, en Palestine, en Lycie et à Lemnos, Galien arrive à Rome où il est en relation avec le philosophe grec Eudème. Il y mène une vie très saine et rangée, acquérant très rapidement une brillante réputation jusqu'aux empereurs Lucius Verus et Marc Aurèle. Il organise de nombreuses séances publiques de dissection ou de vivisection pour démontrer le fonctionnement des organes. Ces démonstrations anatomiques, auxquelles assistaient des médecins, mais aussi des rhéteurs et des philosophes, donnaient l'occasion de vifs débats philosophiques. Au-delà des expérimentations, les participants discutaient de la manière d'établir la vérité en science et d'acquérir des connaissances. Fallait-il privilégier l'observation ou le raisonnement, l'expérience ou la théorie ? Durant cette période, Galien écrivit plusieurs traités d'anatomie et de physiologie et dictait de nombreuses notes pour ses amis et ses élèves dont les copies ont disparu. Sa très grande réputation ne lui fit pas que des amis et en 166, il quitta Rome pour fuir la vindicte de ses rivaux ou, plus prosaïquement, une épidémie de peste amenée de Syrie à Rome.

Alors qu'il est revenu à Pergame et qu'il se consacre à la rédaction de différents ouvrages, il est rappelé à Rome par l'empereur Marc Aurèle pour suivre sa campagne contre les Germains, son armée étant décimée par une épidémie de peste. Galien convainc l'empereur qu'il sera plus utile à Rome où il se voit confier la santé du jeune Commode, le fils de Marc Aurèle. Cette occupation lui laisse des loisirs qu'il occupe à *composer de nombreux ouvrages de philosophie et de médecine dont je fis don à mes amis*. Ayant soigné avec succès des coliques de l'empereur, celui-ci le reconnaît comme *le premier parmi les médecins et le seul parmi les philosophes.* Il est nommé préparateur de la thériaque impériale, qui comportait plus de soixante-dix ingrédients. Constatant que nombre des écrits qu'il avait dictés pour ses amis et ses disciples circulent sous d'autres noms, il décide de remettre en forme plusieurs ouvrages, et, dans le même temps, de rédiger trois grandes sommes : *Utilité des parties du corps, Doctrines d'Hippocrate et de Platon, Pratiques anatomiques.* En 193, pour éviter de nouveaux plagiats, il rédige le catalogue de ses écrits dans *Ordre de ses propres livres* puis dans *Propres livres.* A côté de cette importante production scientifique, il poursuit son activité médicale, procurant ses soins gratuitement aux indigents tout en consacrant un temps important à l'enseignement à des disciples choisis pour leur ardeur au travail et leur intelligence. Il inaugura la médecine à distance, une sorte de télémédecine avant la lettre, en envoyant par lettre ses prescriptions à des patients très éloignés qui sollicitaient ses conseils. A sa mort en 216, il laisse une œuvre colossale couvrant non seulement la médecine, mais aussi la philosophie, les mathématiques, l'architecture, la littérature, dont moins du quart a été écrite en grec, une partie importante n'ayant été conservée qu'en traduction en arabe ou en latin, le reste ayant totalement disparu. La compilation effectuée à Leipzig entre 1821 et 1833 par C.G.Kühn, rassemble 150 traités, plus de 20.000 pages dont seule une faible partie a été traduite des textes grecs et latins. Il est surprenant que ces textes d'une pensée médicale, qui fut la référence absolue en Europe pendant quinze siècles, soient actuellement complètement oubliés. C'est une seconde mort, après avoir été ressuscités une première fois par les médecins philosophes arabes, tels Avicenne et Averroes.

Un des apports majeurs de l'œuvre de Galien fut l'anatomie, à laquelle il consacra de nombreux ouvrages, dont un traité *Pratiques anatomiques* en quinze tomes. L'anatomie ne lui paraissait pas comme une fin en soi mais comme un outil indispensable pour traiter les lésions, en particulier traumatiques, et pour comprendre le fonctionnement physiologique et psychique. Ce lien entre l'anatomie et la physiologie n'est pas exempt d'erreurs d'interprétation, ainsi le rôle des ventricules cérébraux, parfaitement décrits sur la base de dissections d'animaux, lui paraît plus important que celui du tissu cérébral. S'il se refuse à localiser l'âme, il reconnait le rôle du cerveau comme siège de la sensibilité et de la motricité sur la base d'expériences de sections de nerfs réalisées par Hérophile. La notion de *pneuma* psychique, localisé au cerveau, ne reposait pas sur la moindre preuve, toutefois, tout en reconnaissant l'impossibilité de connaître la substance de l'âme, il pensait qu'elle avait un support matériel au niveau des ventricules cérébraux. Les mots *âme* et *esprit* sont souvent considérés comme synonymes, mais chez Galien ils sont associés pour constituer le *pneuma psychique*, πνευμα ψυχίκον, qui est l'origine des nerfs sensitifs et moteurs venant du cerveau, source de la rationalité, à côté des deux autres pneuma, le *pneuma vital*, constitué du cœur et des artères, à l'origine des émotions, et du *pneuma naturel*, relevant du foie et des veines, source du désir.

Ce principe des trois âmes, qui régit la physiologie de Galien, est directement emprunté à Platon comme il l'explique dans *Sur les doctrines d'Hippocrate et de Platon.* Pour relier la structure à la fonction, le phénomène physiologique à sa cause, Galien emprunte à Aristote une explication finaliste de la Nature, faisant que la constitution des organes est adaptée à leur activité. Ces finalités sont reliées au Créateur, une des raisons pour lesquelles la philosophie de Galien sera adoptée pendant des siècles par l'Eglise, qui en fera l'équivalent d'un dogme. Contestée par un médecin, Erasistrate et les Atomistes, cette explication téléologique sera reprise par l'Inquisition pour condamner tous ceux, comme Giordano Bruno, qui la refuseront. Il y a chez Galien une césure entre des avancées considérables des connaissances médicales, entre autres, dans les domaines de la circulation, du système nerveux et de l'embryogenèse, et un recours ultime au Créateur, seul capable de rendre compte de la perfection des mécanismes qu'il découvre.

Galien établit un lien entre la physiologie, les maladies et leurs symptômes. Comme Hippocrate, il insiste sur l'importance de la recherche et de l'analyse des signes, qui doivent s'appliquer de manière individuelle, en fonction de l'âge, du sexe, du mode de vie et de l'environnement, mais à l'aide du raisonnement pour les rattacher à leurs causes. Il retient deux types de causes : les *ruptures de continuité* et les *dyscrasies*, résultant d'un déséquilibre entre les constituants des tissus et des pneuma. La thérapeutique consistera à ramener l'équilibre en agissant dans le sens contraire de la cause : réchauffer une hypothermie, réhydrater une déshydratation… Pour ce faire, le médecin dispose de trois types de thérapeutiques : la diététique, la pharmacologie et la chirurgie. La diététique est au sens large une bonne hygiène de vie et se prête donc le plus souvent à des prescriptions de bon sens. La contribution de Galien à la pharmacologie a été considérable et perdure jusqu'à aujourd'hui sous le terme de pharmacie galénique. Ses connaissances étaient basées sur la description des simples de Dioscoride, sur des recettes héritées des anciens et sur son expérience personnelle, faite d'observations et de raisonnements. Il tentera de donner une explication théorique de l'activité des remèdes en cohérence avec la physiologie, la pathologie et la thérapeutique. Il préconisa l'utilisation de la saignée qui demeura pendant près de quinze siècles le recours thérapeutique majeur, et effectua diverses interventions chirurgicales dont certaines sophistiquées. Il n'y avait pas, à l'époque hellénistique, de différences entre médecins et chirurgiens, qui n'apparaîtront qu'au Moyen Age entre médecins et barbiers.

Un grand nombre des ouvrages philosophiques de Galien disparurent de son vivant dans l'incendie de la bibliothèque du Temple de la Paix de Rome en 192. Ses livres philosophiques se rapportaient la plupart à la logique et la dialectique, quelques-uns à la morale, les autres renfermaient l'exposé critique des quatre principaux systèmes suivis à l'époque. Il écrivit plusieurs ouvrages sur les mathématiques dans leur application à la philosophie, certains assez caustiques comme celui intitulé *Que la démonstration géométrique est préférable à celle des stoïciens.* Galien partage avec Platon et Aristote une vision téléologique de la nature, reprenant la maxime aristotélicienne *la nature ne fait rien en vain* ce recours à la nature lui évitant de se prononcer entre le spiritualisme et le matérialisme et d'accepter le principe des *causes finales*. Le doute et l'hésitation caractérisent la position de Galien sur l'âme, penchant, malgré son admiration pour Platon, vers sa matérialité dans sa liaison au corps.

L'œuvre médicale de Galien, comme celles des médecins et philosophes grecs qui le précédèrent, faillit disparaitre avec les destructions d'Alexandrie, la décadence des empires romains de Rome et de Byzance, et ne furent préservées que par leur traduction en arabe par les médecins persans, Rhazès et Avicenne, et leur réapparition en Occident au XIIe et XIIIe siècle par les traductions de manuscrits par l'Ecole de Salerne, Maxime Planude à Constantinople, Armengaud à Montpellier, Pietro d'Abano et quelques autres avant que l'invention de l'imprimerie n'assure la pérennité de leur sauvegarde.

MÉDECINE PERSE, ARABE ET JUIVE DU Xe AU XIIe SIÈCLE : RHAZÈS, AVICENNE, AVERROÈS ET MAÏMONIDE

Alors que l'Occident chrétien avait sombré dans le chaos, après la décadence de la Grèce et la chute de l'Empire romain sous les coups de boutoir des invasions barbares, un important foyer culturel, de la science, de la philosophie et de la médecine, se développa en Asie centrale. Ces lettrés furent à la fois scientifiques, médecins et philosophes. De ces régions de l'ancienne Perse et de la Transoxiane qui gardaient le souvenir vivace de l'épopée d'Alexandre le Grand, allait naître un renouveau de la science, de la médecine et de la philosophie qui allait ensuite diffuser dans le monde musulman jusqu'en Espagne, suivant l'expansion de la religion musulmane et l'extension territoriale des conquêtes arabes. L'Asie centrale se trouvait au centre des échanges commerciaux de la Route de la soie et des épices et au confluent de courants scientifiques et philosophiques de l'Inde, de la Chine et de l'héritage de la Grèce antique. La pensée des philosophes grecs, en particulier Platon et Aristote, allait être préservée par des traductions en persan et en arabe d'Al Farabi, et inspirer d'éminents successeurs tels Rhazès, Avicenne et Averroes, pour ne citer que les principaux sous leurs noms européanisés.

Rhazès est un savant né en 865 à Ray, proche de Téhéran dans l'actuel Iran, où il décédera entre 925 et 935. Il fut d'abord musicien, avant de s'intéresser aux mathématiques, à la chimie et à l'astronomie, et de se tourner tardivement vers la médecine. Chimiste, il fut le premier à isoler l'acide sulfurique et l'éthanol. Il était partisan d'une démarche scientifique dans l'établissement du diagnostic et la prescription thérapeutique. Il proposa une organisation hospitalière adaptée à la formation des jeunes médecins. Rationaliste et empiriste il fut en butte à de nombreuses critiques pour son opposition à la pensée d'Aristote et son indépendance d'esprit vis-à-vis de la religion musulmane. Il étudia les textes des anciens grecs, Hippocrate et Galien qu'il traduisit en arabe. Il voyagea en Syrie, en Egypte et en Andalousie où il compléta sa formation médicale pratique avant d'occuper des postes de responsabilité au royaume de Khorassan et au maristan de Bagdad, avant son retour à Ray.

Il développa une conception radicalement nouvelle de la médecine qu'il distinguait en santé publique, médecine préventive et le traitement des maladies. Ses préceptes de prévention des maladies qui étaient très judicieux furent consignés dans un traité de médecine préventive. Excellent pédagogue, il formait ses élèves au chevet des malades par des explications et la recherche des signes cliniques. Il avait une approche empathique du malade qu'il associait à la démarche de soins, insistant sur le rôle de la prévention par la diététique et le mode de vie Bien qu'il ait introduit l'usage de substances chimiques pour soigner les maladies, il s'opposait à l'utilisation de plusieurs médicaments à la fois. Il écrivit, en arabe, un nombre considérable d'ouvrages dans de multiples domaines, dont 61 en médecine. Grand admirateur de Galien, il écrivit néanmoins un essai critique sur ses théories, lui reprochant un manque d'empirisme. Il est l'auteur d'un premier traité de psychologie et de psychiatrie, ayant créé à Bagdad un service pour les malades mentaux. En neurologie il décrivit le rôle sensitif et moteur des nerfs, établissant le lien entre les signes cliniques et l'atteinte anatomique des nerfs crâniens et spinaux. Il rapporte une description remarquable de la variole, qu'il distingue de la rougeole, et découvre l'allergie dans ses différentes manifestations cliniques, l'asthme, la rhinite. Il décrit la goutte, les calculs rénaux et vésicaux. Il développe des techniques de préparations pharmaceutiques à l'aide de mortier, de fioles, de spatules qui resteront en usage jusqu'au XXe siècle.

Rhazès s'attachera à développer sa réflexion dans les différentes composantes de la philosophie dans ses rapports à la médecine. De l'épistémologie, il retient les critères permettant d'exercer la médecine avec toute la rigueur scientifique nécessaire, de l'éthique, l'honnêteté du praticien devant donner au malade des soins éclairés, conformes aux données de la science de l'époque et de sa philosophie personnelle, le rejet d'un dieu unique, la prééminence de la raison sur les croyances, le déni d'un au-delà, constituant le prototype du rationaliste athée.

Plus d'un siècle plus tard, le 7 août 980, Ibn Sînâ, connu sous le nom d'Avicenne, naît à Afshéna, un village près de Boukhara, dans la province perse de Khorasan, l'actuel Ouzbékistan. Son père, musulman chiite ismaélien, est collecteur d'impôts de l'administration samanide. Sa langue maternelle est le persan mais c'est un surdoué qui à 10 ans connaît déjà le Coran par cœur, pratique l'arabe littéraire, les lettres grecques et la philosophie. Dès l'âge de 14 ans, il étudie le droit, les sciences naturelles et la médecine et se plonge dans la lecture de la *Métaphysique* d'Aristote. Pour la comprendre, il s'appuie sur un traité du philosophe Al-Farabi, considéré comme le *Second Maître*, après Aristote, qui décède en 950, environ trente ans avant la naissance d'Avicenne. Al-Farabi s'oppose à ce qu'il appelle des prétentions philosophiques des médecins, en particulier celles de Galien, préférant la conception d'Aristote sur le rôle du cerveau. Dans son *Traité sur les sciences,* il omet la médecine qu'il considère comme n'étant qu'un art pratique, au même titre que la cuisine. Les médecins ne sont pas compétents, selon lui, pour juger de la théorie (connaissance du corps, de la santé et des maladies) et feraient mieux de se cantonner à leurs pratiques (observation des symptômes, diététique, hygiène et traitements). Fort heureusement, Avicenne ne retiendra de la lecture d'Al-Farabi que l'explication des textes d'Aristote. A l'âge de 18 ans il est déjà considéré comme un médecin célèbre que des médecins renommés viennent consulter. *Comme la médecine n'est pas une des sciences difficiles, j'y montrai promptement ma supériorité, si bien que des médecins éminents l'étudièrent sous ma direction ; de plus, pratiquement je donnais mes soins aux malades; ainsi, les portes du traitement fondé sur l'expérience s'ouvrirent devant moi d'une manière indescriptible.* Ayant guéri Nub Ibn Mansur, un prince samanide de Boukhara, d'une grave maladie, il a accès à la très riche bibliothèque du palais. Il s'initie aux sciences de la nature et aux mathématiques, et à 21 ans il écrit son premier livre de philosophie. Artiste, il s'intéresse à la musique, la littérature et la poésie. Travailleur infatigable, il consacre ses nuits à la traduction des œuvres d'Hippocrate et de Galien, à la rédaction de ses ouvrages et le jour aux affaires de l'Etat qui lui ont été confiées par le Calife qui en a fait son premier Vizir. Cela lui vaudra la jalousie des uns, la vindicte des autres, lui imposant, après la mort de son protecteur, une vie errante et mouvementée, alternant fuites, emprisonnements et évasions. A partir de 1023, réfugié auprès de l'émir d'Ispahan, il pourra se consacrer dans la sérénité à son œuvre jusqu'à sa mort en 1037. Souffrant de longue date d'une affection gastrique, il meurt à 57 ans à Hamadan, où il a accompagné l'Emir dans une expédition, *ayant distribué ses biens aux pauvres, libéré ses esclaves, fait ses ablutions et écouté le Coran.*

En dehors de sa très grande réputation de médecin, il fut un philosophe reconnu, notamment dans le domaine de la logique, à travers son ouvrage *Le livre de la connaissance.* Son analyse, influencée par des considérations sémantiques et linguistiques, est nouvelle et originale. Il définit la logique, comme un outil pour protéger son esprit des erreurs et aider à la recherche de la vérité. Cet outil comporte des concepts qui servent à construire des propositions, des hypothèses, qui peuvent être vraies ou fausses. A l'opposé de Rhazès, il croit en un Dieu créateur selon l'Islam et la source du savoir est la Révélation faite par Dieu aux hommes par l'intermédiaire des prophètes. Il tente de réintégrer le dogme dans sa conception philosophique avec la métaphysique qui doit apporter la preuve de l'existence du Dieu créateur.

Parallèlement à ses écrits philosophiques et dans de multiples domaines de la science, il commence la rédaction du *Kitab al-Qanun,* le Canon de la médecine, qui constituera son ouvrage médical majeur. Ouvrage monumental dont il poursuivra la rédaction toute sa vie, le Canon est une somme de tout le savoir médical de son temps, reprenant les enseignements d'Hippocrate et de Galien, qu'il enrichit de ses propres observations et théories. Il décrit toutes les maladies répertoriées à l'époque. Il est le premier à distinguer la pleurésie, la médiastinite et l'abcès sous-phrénique, à décrire correctement l'anatomie de l'œil humain, les différentes variétés d'ictères, les deux formes de paralysies faciales, centrale et périphérique, et la symptomatologie du diabète. Il expose le diagnostic différentiel entre la sténose du pylore et l'ulcère de l'estomac. Il donne des descriptions exactes de la cataracte, de la méningite, de l'apoplexie causée par l'hypertension. Il décrit l'ankylostomiase, des maladies de peau et des affections vénériennes. Il expose avec précision le système des ventricules et des valves cardiaques, la circulation du cœur vers les poumons. Il pressent le rôle des rats dans la transmission de la peste, indique que certaines affections sont transmises par voie placentaire, dont la tuberculose. En thérapeutique, il décrivit un certain nombre de remèdes, ainsi que l'utilisation des vessies de glace et les lavements rectaux. Toutes ces découvertes étaient le résultat d'observations cliniques et d'expérimentations auxquelles il accordait une très grande importance. Cette œuvre, composée de cinq livres, sera la base de l'enseignement de la médecine, aussi bien dans le monde arabe que dans l'Europe chrétienne où il fut amené au XIIe siècle par les croisés tandis que commencent à apparaître les premières universités et facultés de médecine. Le Canon sera intégralement traduit par Gérard de Crémone entre 1150 et 1187, et sera imprimé pour la première fois en hébreu à Milan en 1473, avant des rééditions à Venise, en 1527 et à Rome, en 1593. La contestation commencera à la Renaissance avec Léonard de Vinci, qui rejette l'anatomie selon Avicenne, et Paracelse, qui brûle le Canon à Bale. Le Canon apparaîtra complètement dépassé avec la découverte par William Harvey, en 1628, de la circulation sanguine.

Malgré cet énorme travail encyclopédique médical, ses écrits philosophiques sont plus nombreux que ses ouvrages médicaux. A cette époque de l'apogée de la culture arabo-musulmane, Avicenne est apparu comme le chef de file de ces médecins philosophes qui ont assuré la transmission du savoir de l'antiquité grecque, en particulier des écrits d'Aristote, des préceptes d'Hippocrate et de Galien, jusqu'à l'aube de la Renaissance. Il a été le trait d'union entre les philosophes et médecins grecs et les prémices de la médecine moderne. Il a exercé une influence considérable dans l'Orient islamique comme dans l'Occident chrétien. Il consacra les dernières années de sa vie à la philosophie et sa réflexion sur la distinction de l'essence de l'être et de l'existence sera l'une des bases de la pensée de Thomas d'Aquin et de la philosophie scholastique néo-aristotélicienne du Moyen-âge chrétien. Son influence philosophique fut dépassée par celle des médecins philosophes de Cordoue, de Tolède et de Séville, Abulcassis, Avenzoar, mais surtout Averroès qui remit en question son interprétation de la pensée d'Aristote.

Averroès, né à Cordoue en 1126, sous le règne des Almoravides, est donc un siècle et demi postérieur à Avicenne. Le foyer intellectuel de l'arabo-islamisme s'est déplacé vers l'Occident, plus particulièrement vers l'Espagne. Les Almohades qui ont conquis le Maroc, envahissent al Andalus et chassent les Almoravides en 1172. Médecin et philosophe, Averroès fut commentateur d'Aristote dont la philosophie inspirera les théologiens chrétiens, comme Thomas d'Aquin.

Son père qui était grand qaadi (magistrat) à Cordoue l'initia au droit et à la jurisprudence, très liés à la religion dans le monde musulman. Après avoir commencé l'étude du Coran, de l'écriture et du calcul, il entreprit l'étude de la physique, de l'astronomie, de la médecine et des mathématiques. Il apprit la philosophie et le droit, et la médecine, sous la direction d'Avenzoar. Il occupera des fonctions élevées en qualité de qaadi de Séville puis de Cordoue, de gouverneur de l'Andalousie, de réformateur de l'administration de la justice à Marrakech, ce qui ne l'empêchera pas d'être poursuivi et emprisonné du fait de son scepticisme et de ses positions religieuses. Dans ses travaux il voulut réconcilier la philosophie et la religion, mais cela lui valut d'être condamné par les tenants de l'orthodoxie religieuse. Ses livres furent brûlés en place publique, à l'exception des ouvrages de médecine et d'astronomie. Vers 1195, il tombe en disgrâce, perd ses fonctions, doit fuir, se cacher et vivre en clandestinité. Rappelé à Marrakech, il est de nouveau emprisonné mais sera réhabilité peu avant sa mort en décembre 1198. Ses cendres seront ramenées à Cordoue.

A côté d'un traité d'astronomie, sur les mouvements des sphères et des étoiles, et d'un ouvrage de droit, sur les relations entre le juridique et le religieux, ses écrits furent consacrés essentiellement à la médecine et à la philosophie. Son principal ouvrage écrit avant 1162, est le Livre de Médecine Universelle, qui sera traduit en latin, par Bonacosa en 1255, sous le titre de *Colliget,* et en hébreu. Il fut enseigné dans les facultés de médecine jusqu'au XVIIIe siècle. Il est composé de sept livres consacrés à l'anatomie, la physiologie, aux maladies et accidents, aux symptômes, aux médicaments et aux aliments, à l'hygiène et aux traitements. Il écrit également un livre sur les antidotes et des commentaires sur Galien et Avicenne.

Averroès sera essentiellement connu comme philosophe, commentateur d'Aristote, et pour sa tentative de concilier philosophie et religion. Il aborde des problèmes théologiques sur lesquels les théologiens se déchirent : Dieu a t'-il un corps ? Y a-t-il une intelligence universelle qui survit à la mort individuelle des hommes ? Le monde a-t-il un commencement, une fin ? La connaissance individuelle est périssable et ne survit que dans une intelligence collective. La tentative de réconciliation de la foi, des livres saints, et de la raison, d'une part, de la philosophie d'Aristote et des néo-platoniciens, d'autre part, sera déclarée hérétique par les musulmans et les chrétiens, parce qu'elle niait l'immortalité personnelle. L'averroïsme latin sera le fondement des controverses qui vont opposer les médecins philosophes de la période précédant la Renaissance, Siger de Brabant, Pietro d'Abano, aux autorités ecclésiastiques et à l'inquisition arc-boutées sur le dogme et l'aristotélisme.

Moïse Maïmonide est un médecin, philosophe juif, né à Cordoue le 30 mars 1138, quasiment contemporain d'Averroès, avec lequel il a beaucoup de points communs. Comme lui, il parle plusieurs langues, il excelle dans de nombreux domaines, et ses connaissances de la loi juive l'ont fait considérer comme le *second Moïse du judaïsme*. Comme Averroès il influencera Albert le Grand, Thomas d'Aquin et Jean Duns Scot. Son influence perdurera jusqu'à Spinoza et le Siècle des lumières. Il restera l'un des philosophes juifs les plus respectés jusque dans la pensée contemporaine. Il demeure cependant controversé car si beaucoup reconnaissent son génie propre et sa vision aristotélicienne du monde, d'autres considèrent qu'il est en désaccord avec la tradition.

A l'âge de 13 ans, il dut fuir avec sa famille à Fès lors de la prise de Cordoue par les Almohades. Il y poursuivit sa formation par la lecture d'Hippocrate, d'Aristote, d'Averroès et il enseigna à l'université Al Quaraouiyne. Cependant, la situation devint intolérable et, vers 1165, la famille dut émigrer en Palestine. Puis, cinq ans plus tard, il partit en Egypte où il devint rabbin à la demande de l'ensemble des communautés. Il dut alors pratiquer la médecine pour vivre, soignant aussi bien les juifs que les musulmans ou les chrétiens, riches ou indigents. Il prit le temps de poursuivre un enseignement de la philosophie et des textes sacrés. Devenu secrétaire particulier de Saladin, il s'attira la jalousie des médecins égyptiens et la vindicte de certains juifs qui le soupçonnaient d'être converti. Il est l'auteur d'un ouvrage monumental, la *Mishné Torah,* rédigé en hébreu, rassemblant les règles de la pratique juive et il énonça les treize principes de la foi juive, comme un équivalent du Credo. En tant que philosophe, il introduisit la logique aristotélicienne dans la pensée juive en écrivant *Les mots de la logique,* sorte de lexique des mots utilisés par le logicien, et ouvrit la réflexion dans le domaine de la psychologie et de l'éthique avec la rédaction d'un *Traité d'éthique*. Comme Averroès avant lui et Pietro d'Abano ensuite, son grand dessein philosophique fut de réconcilier la science et la religion comme il l'exposa dans son *Guide des égarés,* qu'il écrivit en arabe. C'est à la demande du fils de Saladin, Al-Afdhal, qu'il écrivit la plupart de ses traités médicaux dont *Le traité sur l'asthme* et *La guérison par l'esprit.* Il base son diagnostic sur la clinique et sa thérapeutique sur l'hygiène de vie.

MÉDECINS PHILOSOPHES DES XIIe ET XIIIe SIÈCLES EN OCCIDENT

Le Moyen-Age en Occident a, bien souvent à tort, été considéré comme une période obscure de l'histoire, venant après la décadence des grandes civilisations de l'antiquité, les invasions barbares et avant l'explosion culturelle de la Renaissance. C'est négliger les riches heures de l'art roman et des cathédrales gothiques mais c'est aussi le constat de pauvreté de la littérature et de la philosophie occidentale durant près de dix siècles. Les soins aux malades sont essentiellement le résultat d'œuvres charitables avec la création d'hospices tenus par des religieuses, principalement des Augustines, où l'on prend soin davantage des âmes que des corps. Dans les siècles qui suivirent, les institutions hospitalières restèrent l'apanage de la religion, comme en témoignent les appellations de Charité et d'Hôtel Dieu.

La fin du XIIe siècle va marquer un réveil qui annonce la Renaissance. Les premiers lieux où cet éveil se manifeste sont les cités d'Italie, avec en tête Venise et Florence, la création des premières universités et facultés de médecine, entre autres Bologne, Padoue, Montpellier, Paris, la redécouverte de la littérature et de la philosophie de l'antiquité, la résistance aux conquêtes de l'Islam. Cette période, souvent méconnue, est celle des prémices de la Renaissance où les médecins sont aussi des philosophes qui vont se heurter au conservatisme de la religion catholique et à la rigueur de l'Inquisition. Des nombreux médecins philosophes de l'époque, nous retiendrons les noms de Roger Bacon, Ramon Llull, Pietro d'Abano et Siger de Brabant, sachant qu'il s'agit d'un choix et que, sans doute, d'autres auteurs auraient retenu d'autres noms, peut-être plus prestigieux, comme Albert le Grand, ayant marqué davantage leur époque que l'Histoire.

Bien qu'il ne fut pas le plus connu des médecins philosophes de l'époque, Pietro d'Abano fut au centre d'une galaxie de médecins, de savants, de peintres, de musiciens et de littérateurs qui pour la plupart furent en butte aux tracasseries de l'Inquisition. Ils avaient en commun une connaissance des langues anciennes, des médecins et des philosophes de l'antiquité, Hippocrate, Platon, Aristote et Galien, auxquels ils faisaient référence dans leur enseignement. Dans les facultés de médecine naissantes, comme à Paris, l'enseignement se faisait dans la rue, les étudiants étant assis sur des bottes de foin, d'où le nom de rue du Fouare où avaient lieu ces cours. Les cours consistaient principalement en commentaires des textes d'Hippocrate, d'Aristote et de Galien, dont les enseignants devaient parler sans note afin de ne pas nuire à la spontanéité de l'enseignement. Pietro d'Abano après ses études de médecine à Padoue, était allé plusieurs années à Constantinople pour perfectionner sa connaissance du grec et participer à la traduction latine des anciens grecs dans le groupe de Maxime Planude.

Parmi ceux qui l'inspirèrent, Roger Bacon, un moine franciscain anglais, était un des grands esprits de son temps, qui bien que non médecin s'intéressa à la médecine, à côté de multiples sciences dont la physique, l'astronomie et les mathématiques qu'il apprit dans les écrits de Robert Grossetête. Il enseigna quelque temps, à partir de 1247, à Oxford mais il s'attacha surtout à l'apprentissage des langues, l'hébreu, le grec, l'arabe, le chaldéen. Il ne tenait pas en grande estime Albert le Grand dont il *disait que tous ses ouvrages ne sont d'aucune utilité et nuisent au contraire à la vraie philosophie*. Il fut épié et tracassé au couvent des franciscains de Paris, et l'évêque de Paris, Etienne Tempier jeta l'interdit sur 219 de ses thèses. Il dut quitter Paris, mais le Maître Général des franciscains, Jérôme d'Ascoli, le condamna et lui interdit d'enseigner et, malgré le soutien secret du Pape, il fut jeté en prison durant deux ans à Ancône. Il revint à Oxford où il mourut le 11 juin 1294. C'était un savant qui fit de nombreuses découvertes dans le domaine de l'optique, tels la réfraction de la lumière, les verres grossissants et le télescope. Ce fut aussi un visionnaire extraordinaire, prédisant la réalisation de machines capables de se déplacer par leur seule force motrice sur terre, sur et sous l'eau et dans le ciel. Il imaginait des ponts d'une seule travée, dépourvus de piles, des mécanismes et des engins inouïs, à la manière plus tard de Léonard de Vinci. Dans son *Commune naturalium* il envisage les sciences naturelles et la science expérimentale comme le fera Pietro d'Abano dans son *Conciliator.* Roger Bacon estimait que toute connaissance vient d'abord de l'observation par des instruments adaptés et de l'expérience, puis intervient l'illumination intérieure, fruit de l'esprit et de l'intuition personnelle.

Lors de son passage à Montpellier, Pietro rencontra Armengaud Blaise, qui était médecin et traduisait de l'arabe et de l'hébreu en latin, lui permettant d'aborder les ouvrages d'Avicenne, d'Averroès et de Maïmonide. Montpellier où venait d'être créée la première université française, était le lieu d'un extraordinaire foisonnement et brassage culturel. Armengaud lui fit rencontrer plusieurs érudits juifs et arabes qui avaient trouvé refuge à Montpellier. Parmi eux, se trouvaient des disciples de Maïmonide. Maïmonide, rabbin et philosophe qui vécut de 1138 à 1204, estimait que médecine et philosophie permettent à l'activité humaine de se développer car l'idée de choix s'oppose à la détermination et l'homme se trouve indéterminé dans sa liberté de création de soi-même. Le *Guide des égarés* représente une apologie de la création à laquelle l'Homme participe à l'émergence de sa propre réalité. Maïmonide avait suggéré des convergences entre les médecins et philosophes tant chrétiens que musulmans et juifs, et il avançait l'intrication entre médecine et philosophie, notions qui seront à la base de la rédaction du *Conciliator*. Pietro put prendre connaissance de l'encyclopédie astrologique d'Abraham ibn Ezra et du traité sur le quadrant qu'il avait traduit en 1288 sous la dictée du savant juif Jacob ben Makhir ibn Tibbon. Pietro était persuadé que l'astrologie jouait un rôle essentiel dans la survenue et l'évolution des maladies.

Une autre rencontre particulièrement intéressante eut lieu avec Ramon Llull, à Paris en 1297. Ce moine franciscain catalan, contrairement à Pietro, était très opposé aux thèses d'Averroès et son objectif était plutôt de convertir le maximum de musulmans au catholicisme. Personnage chatoyant et très original, Llull avait été magister de l'université de Paris de 1286 à 1289. Bien qu'opposé à l'averroïsme il avait des positions philosophiques et théologiques très audacieuses pour lesquelles il eut aussi maille à partir avec l'Inquisition. Les discussions que Pietro eut avec le *Doctor Illuminatus* furent des plus animées entre deux esprits très proches l'un de l'autre mais très opposés par les thèses qu'ils défendaient. Alors que Pietro considérait la foi comme d'une autre nature que la science et la raison, Llull professait qu'elles étaient intimement liées et que la raison exigeait la foi comme auxiliaire. Ils s'opposaient également sur la conception de l'unité et de l'éternité de l'univers, de la matière et de l'esprit. Llull était farouchement opposé aux thèses de Boèce et de Siger de Brabant que Pietro admirait. Tous deux enseignèrent à l'université des Arts de Paris quelques années avant la venue de Pietro. Les thèses averroïstes et humanistes qu'ils professaient ne plaisaient pas à l'évêque de Paris,

Etienne Tempier, qui les considérait comme hérétiques car elles affirmaient l'éternité du monde, niaient la providence universelle de Dieu, l'unicité de l'âme intellectuelle pour tous les hommes et le déterminisme. En 1277, pour échapper aux foudres de l'Inquisition, ils firent appel au pape Nicolas III qui les fit assigner à résidence à Orvieto, où Siger fut assassiné par son secrétaire en 1284.

Le personnage de Pietro d'Abano n'est sans doute pas le plus célèbre des médecins philosophes de cette époque mais il est le plus emblématique. Il a marqué le lien entre l'antiquité grecque, qu'il a contribué à ressusciter, et l'évolution des connaissances, que le monde arabo-musulman, à son apogée, a apporté à la médecine et la philosophie. Il a voulu être le conciliateur, on dirait aujourd'hui le trait d'union, entre les cultures arabes, juives et chrétiennes. Il a payé de sa vie son attachement aux valeurs philosophiques, en particulier l'averroïsme, sa remise en question des dogmes de la religion, comme les miracles, qui ne remettait pas en cause sa foi en Dieu. L'astronomie lui apportait une vision de la grandeur de la création, au point d'y voir une explication à la destinée des hommes ; la médecine et les sciences le confortaient dans la conviction qu'il était possible de comprendre la nature et la place qu'y tiennent l'homme, la philosophie et les arts lui apprenaient qu'au-delà du visible l'esprit s'ouvrait à la compréhension de l'invisible par la raison. C'était décidément trop pour des inquisiteurs bornés, bien décidés à le faire taire, malgré sa réputation de médecin qui lui valait la faveur des plus grands, pape, évêques, princes. Il fut l'ami de Marco Polo, l'inspirateur de Giotto, rencontra Dante à Padoue, lors de son errance de proscrit de Florence, s'intéressa à la musique avec Albertino Mussato et il anima un cercle littéraire, où il rencontrait les plus éminents intellectuels de Padoue, qui constituaient un cénacle de passionnés de littérature, de poésie et de musique. A cette époque où la scolastique voulait figer la connaissance et la culture en l'asservissant à la religion, cette école de pensée se tournait vers l'humanisme.

Pietro d'Abano et ses amis peuvent être considérés comme des précurseurs de l'humanisme au même titre que Siger de Brabant et Boèce de Dacie pour qui le bonheur sur terre est possible sans attendre l'au-delà, grâce à la réflexion philosophique, ouvrant la voie à la sagesse. Alors que la scolastique et Thomas d'Aquin considèrent que les éléments qui dépendent de Dieu et de la Nature sont de deux ordres distincts, pour les penseurs humanistes, l'univers est un tout et il est vain de créer un dualisme entre l'esprit et la matière. L'homme est partie intégrante de l'univers, microcosme dans un macrocosme : *l'homme est un univers en raccourci.* Comme les plantes et les animaux, l'homme est soumis aux rythmes biologiques calqués sur l'alternance des jours et des nuits, la séquence des saisons. L'homme ne s'accomplit vraiment que lorsqu'il reste proche de la nature. De telles assertions peuvent en imposer pour la découverte du rythme circadien et pour une forme de pensée écologique. La pratique médicale de Pietro était également très proche de la vie quotidienne : sa description de la douleur à l'aide de 16 adjectifs, tels pongitive, térébrante, à type de torsion, de brûlure, de piqûre, ressemble à s'y méprendre à une anticipation très claire du *Mac Gill questionnaire Pain,* et l'essentiel de ses prescriptions thérapeutiques tiennent à une diététique et une hygiène de vie.

Il considérait qu'il existait un rapport étroit entre les états de l'âme (psyché) et les états physiologiques du corps (soma). *Les facultés de l'âme suivent le tempérament du corps,* la santé étant le résultat d'une conjonction harmonieuse de l'âme avec le corps. Il avait une bonne connaissance de l'anatomie, acquise par les premières autopsies et la vivisection d'animaux. Le raisonnement lui paraissait cependant essentiel pour tirer les enseignements de l'observation. Ainsi, il se distinguait d'Aristote, qui pensait que les nerfs provenaient du cœur, alors que pour lui, le centre de toutes les sensations était le cerveau, et se rapprochait de Galien, concernant le cœur et la circulation sanguine. Ces positions faisaient l'objet de controverses qui de médicales viraient régulièrement à la philosophie. Pour les résoudre, il adopta la méthode de la démonstration didactique, en vogue à l'époque, mais en introduisant de nouvelles suggestions et de nouvelles incertitudes. Le caractère novateur de son enseignement de la philosophie et de la médecine soulevait l'enthousiasme des étudiants, les appréhensions des universitaires et la vindicte des autorités ecclésiastiques.

L'inquisition lui reprochera des pratiques non conventionnelles faisant appel à l'astrologie, à laquelle avaient recours tous les puissants de l'époque, des traitements basés sur la chimie et les plantes, assimilés à de l'alchimie et de la sorcellerie, mais finalement ce sera une accusation d'hérésie inhérente à sa pensée philosophique qui le conduira au bûcher.

PHILOSOPHIE ET MÉDECINE À LA RENAISSANCE

La Renaissance est la période qui couvre le XVe siècle, le *quattrocento*, principalement en Italie et en Espagne, et sa diffusion au reste de l'Europe, au XVIe siècle, le *cinquecento*. Les historiens la font débuter soit à la mort de Pétrarque en 1374, plus habituellement à l'invention de l'imprimerie par Gutenberg en 1450 ou la chute de Constantinople en 1453. Certains marquent son terme à la mort de Charles-Quint en 1558, de Giordano Bruno en 1600, jusqu'à celle de Galilée en 1642. La Renaissance marque la naissance d'une identité européenne, l'officialisation des langues populaires, l'Espagnol en 1492, le Français en 1539, l'essor de l'imprimerie, la création des universités et l'apparition de la Réforme, avec Luther, Calvin et l'anglicanisme, contre lequel lutta Thomas More. En rupture avec la période de la pré-Renaissance, la médecine se sépara de la philosophie, les sciences fondamentales, en particulier l'anatomie et la physiologie, s'individualisèrent par rapport à la clinique, et l'on commença à prendre ses distances par rapport à Aristote et à Galien, qui demeurèrent des références historiques mais dont les idées furent de plus en plus remises en question.

S'il ne fallait retenir que quelques noms de médecins de la Renaissance, ce sont les noms d'André Vésale, pour l'anatomie, William Harvey, pour la physiologie, Ambroise Paré, pour la chirurgie et Paracelse, pour la pharmacologie qui s'imposeraient. Leurs contributions à la médecine ont, par ricochet, transformé la vision philosophique que l'on pouvait se faire de la médecine, sans qu'aucun d'entre eux ne puisse se targuer du titre de philosophe. De la même manière, les physiciens et astronomes de l'époque,

Copernic, Kepler et Galilée, ont modifié en profondeur la vision de l'homme et du monde par leurs découvertes sans être considérés comme des philosophes. Les philosophes de la Renaissance en Europe, Erasme, Pic de la Mirandole, Thomas More, sont avant tout des humanistes, même si dans cette période marquée par la Réforme, leurs positions seront conditionnées par la religion. En France, s'il est difficile de classer François Rabelais parmi les philosophes, c'est un médecin humaniste, accordant une place prépondérante à l'optimisme et au libre arbitre. En contrepoint, Michel de Montaigne est davantage un humaniste dont le scepticisme ne l'empêche pas de revendiquer le droit à la conscience individuelle et au bonheur, à la justice, à la liberté et au respect de l'homme.

A la Renaissance, le dialogue entre médecine et philosophie n'est donc pas complètement rompu, mais il se situe dans un plan totalement différent, qui est celui de la connaissance approfondie du corps et des valeurs de l'humain. André Vésale, né à Bruxelles d'une famille de médecins, le 31 décembre 1514, est un anatomiste dont les travaux rendent caduques les dogmes de Galien, qui bloquaient l'évolution scientifique depuis dix siècles, et font entrer la médecine dans la modernité. Ses connaissances sont basées sur de nombreuses autopsies qu'il effectuera à Paris, durant un séjour de trois ans, où il a pour condisciple Michel Servet, qui découvrira la circulation pulmonaire et que ses convictions néoplatoniciennes, considérées par Calvin comme hérétiques, conduiront au bûcher comme Giordano Bruno. Rentré à Louvain, il n'y reste que peu de temps, puis il se rend à Venise et à Padoue, où la dissection a obtenu droit de cité, avec la création du premier amphithéâtre d'anatomie en 1490 et l'autorisation d'utiliser les corps des suppliciés. A la suite de Carpi, qui avait écrit le premier livre d'anatomie illustrée, Vésale va publier en 1543, un traité monumental, *De humani corporis fabrica libri septem,* qui corrige les nombreuses erreurs de Galien et apporte une vision moderne du corps humain, avec des organes regroupés par systèmes. Malgré un certain nombre d'erreurs, cet ouvrage apporte la première description fiable du corps humain. Vésale est également le premier à décrire le mécanisme de la respiration. Il réalise de nombreuses interventions chirurgicales et devient le chirurgien attitré de Charles Quint et de Philippe II d'Espagne. Il sera appelé, conjointement avec Ambroise Paré, au chevet d'Henri II, blessé d'un coup de lance dans l'œil au cours du tournoi des Tournelles en 1559. Il est l'objet de nombreuses attaques, notamment par Sylvius, qui ne lui pardonne pas ses critiques de Galien, et il mourra en 1564, au retour d'un pèlerinage en Terre sainte.

Léonard de Vinci, dont le seul intérêt pour l'anatomie était motivé par la volonté de dessiner et de peindre le corps humain de la manière la plus exacte possible, pratiqua une trentaine d'autopsies avec la plus grande minutie. Il en tira des connaissances précises qui lui permirent de réaliser des planches d'une qualité exceptionnelle de l'anatomie des membres, du thorax, de l'abdomen et des coupes de la face et du crâne, anticipant sur ce que permet aujourd'hui le scanner. Cependant, il persista dans un certain nombre d'erreurs concernant le cœur et la circulation, restant marqué par la physiologie de Galien. Hormis des considérations sur l'harmonie du corps humain telle qu'elle ressort du dessin de l'homme de Vitruve, il n'en déduisit aucune conséquence philosophique, étant étroitement surveillé par l'inquisition du fait des autopsies qu'il pratiquait.

Bien qu'il soit né quelques années après la mort de Vésale, en 1578, il est tentant de rapprocher de ce dernier le grand physiologiste William Harvey, qui est le pendant pour la physiologie de ce que fut Vésale à l'anatomie.

Chacun dans sa discipline opéra une révolution que l'on peut qualifier de copernicienne par référence à l'astronome qui fut leur contemporain. Sur les traces de Vésale, Harvey va suivre pendant cinq ans l'enseignement de l'anatomie et de la physiologie à l'université de Padoue. De retour à Londres, il poursuit la réalisation de nombreuses autopsies de suppliciés et de membres décédés de sa propre famille. A la suite de ses fonctions au St Bartholomew's Hospital, il est nommé professeur d'anatomie et de chirurgie au Collège de médecine de Londres et d'Oxford. Ses découvertes des lois de la circulation sanguine lui valent les critiques des tenants des principes d'Aristote et de Galien, en particulier celles du français, Jean Fernel, médecin de Diane de Poitiers et d'Henri II, et celles de son compatriote, Walter Warner Riolan. Il admet le retour du sang au cœur, la notion de petite circulation, pulmonaire, et de grande circulation, systémique, mais la communication entre artères et veines par les capillaires, qui sera découverte par Malpighi, ne peut lui être connue, faute d'observations microscopiques.

Il est peut-être injuste de limiter les citations des médecins aux fondamentalistes, mais les cliniciens de la Renaissance ne furent pas véritablement à la hauteur à quelques exceptions près : Fracastor, qui décrivit les infections épidémiques, syphilis, tuberculose, lèpre et la notion de contagion, et le Suisse, Felix Platter, qui ouvrit la voie à la psychiatrie. Vésale et Harvey mettent fin à quinze siècles d'aristotélisme et dix siècles de galénisme, qui connaîtront encore la faveur de certains médecins et philosophes, jusqu'au Siècle des lumières. Ces remises en cause de la médecine antique resteront sans conséquences pratiques car les avancées de la pensée théorique ne pouvaient être prouvées par les données scientifiques et les possibilités techniques de l'époque.

DE L'ÂME ET DU CORPS : DESCARTES ET SPINOZA

Les anatomistes et les physiologistes, principalement Vésale et Harvey, ont relégué, avec tout le respect qui convient, les conceptions d'Aristote et de Galien au rang de notions historiques. Ils n'ont pas, comme la plupart des médecins qui les ont précédés, cherché à associer leurs découvertes à une avancée philosophique. Ils amorcent un découplage de la médecine, considérée comme une science, d'avec la philosophie, suspecte de liens occultes avec la religion qui martyrise les scientifiques, lorsque leurs découvertes s'opposent à la doctrine officielle et dérangent l'ordre établi. La religion avait incorporé, dans la doctrine, des dogmes relevant en fait de la science, comme la terre centre de l'univers, que bousculait l'héliocentrisme de Copernic et de Galilée et plus encore l'infini de l'univers de Giordano Bruno. Contester l'ordre établi, c'était remettre en cause le Créateur. Deux philosophes, René Descartes et Baruch Spinoza, vont s'efforcer d'aligner la pensée philosophique et religieuse sur la nouvelle donne scientifique. Malgré une très grande prudence, ils vont se déplacer sur le fil du rasoir et seront exclus de leurs communautés, nationale, pour Descartes, et religieuse pour Spinoza. Ils vont cependant diverger de façon diamétralement opposée sur une question fondamentale, le lien de l'âme et du corps.

Descartes est habituellement reconnu comme philosophe, physicien et mathématicien. Il n'est pas médecin, cependant la médecine est au cœur de sa réflexion et représente plus d'un cinquième de ses écrits. L'inachèvement de ses écrits sur la médecine, l'éparpillement de fragments posthumes de son œuvre, en rendent difficile et délicate l'interprétation. Ses principaux ouvrages consacrés à la médecine sont : *Description du corps humain, Excerpta anatomica, Cogitationes circa generationem animalorum, Remedia et vires medicamentorum.* Ces écrits ont été inspirés par la lecture de physiologistes, comme Fernel et Harvey, mais ils reposent également sur des observations et des expérimentations personnelles. Ainsi, sa conception du développement du fœtus provient de l'étude d'œufs fécondés et ouverts chaque jour de la gestation du poussin. Cette expérimentation a pour but d'étudier l'embryogenèse, mais plus encore de déterminer à quel moment l'âme entre dans le corps. Hippocrate estimait que cela s'opérait à trente jours de gestation pour l'embryon mâle et au quarantième pour l'embryon femelle, Aristote considérant une primauté inverse. Thomas d'Aquin reliait une âme végétative à la semence, une âme sensitive à la fécondation et une âme rationnelle par *infusion de l'entendement humain* au quatrième mois après la conception, ce qui correspondait pour d'autres penseurs aux premiers mouvements du fœtus. Descartes rejoignait Saint-Augustin qui pensait que l'union de l'âme et du corps intervient dès les premiers instants de la vie. Cette problématique sous-tend jusqu'aujourd'hui la controverse qui existe concernant le délai légal pour l'avortement.

Vincent Aucante, dans son livre *La philosophie médicale de Descartes*, tente d'éclairer cette partie la plus controversée de l'œuvre de Descartes du fait de l'écart entre ses recherches et son objectif initial qui est l'âme comme forme substantielle, l'autonomie du corps et le concept de l'union. On conçoit qu'il soit difficile de coller une explication scientifique sur une conception métaphysique. La physiologie selon Descartes est un mélange de données scientifiques, comme celle de la circulation sanguine, sur laquelle il s'accorde avec

Harvey, et d'explications ésotériques, faisant intervenir les fermentations, le crible aboutissant à la sélection des particules et une circulation des esprits, impliquant les sens et les nerfs. L'objectif est d'identifier les mécanismes du corps humain et leur relation à l'âme. Les ouvrages de Descartes sur la médecine ne seront publiés qu'après sa mort survenue en 1650, *La description du corps humain* qu'en 1664, les *Cogitationes,* qu'en 1701, et les *Excerpta*, qu'au XIXe siècle, ces textes incomplets étant souvent contradictoires.

Pour Descartes, la médecine, qui est incapable de fournir une explication de la genèse du vivant, ne peut pas prendre place parmi les sciences reposant sur une vérité absolue, puisqu'elle demeure une science où la figuration demeure soit probable, soit inachevée et les conclusions hasardeuses : *j'espère que je serai le moins en hasard ci-après de me dédire, lorsque de nouvelles expériences me donneront davantage de lumière.* Cette phrase devrait valoir à Descartes les circonstances atténuantes concernant ses écrits médicaux qui n'ont guère fait avancer la science et même ont comporté un certain nombre d'élucubrations sur l'animal-machine, les tourbillons et les esprits animaux. Il est possible que Descartes ait été déçu par la médecine, qui ne lui apportait pas d'arguments en faveur de sa théorie philosophique dualiste sur les rapports de l'âme et du corps. Dans la *Méditation sixième*, Descartes décrit les voies de la douleur : *Lorsque les nerfs qui sont dans le pied sont remués fortement, et plus qu'à l'ordinaire, leur mouvement passant par la moelle de l'épine du dos jusqu'au cerveau, fait une impression à l'esprit qui lui fait sentir quelque chose, à savoir la douleur, comme étant dans le pied par laquelle l'esprit est averti et excité à faire son possible pour en chasser la cause, comme très dangereuse et nuisible au pied.* Le dessin montrant un homme agenouillé dont l'un des pieds approche d'un feu et dont un nerf le relie au cerveau, a été repris à l'envi par les spécialistes modernes de la douleur pour illustrer les voies de la nociception, alors que dans le texte, Descartes évoque davantage le réflexe et la motricité : *Or l'entrée du pore ou petit conduit étant ainsi ouverte, les esprits animaux de la concavité entrent dedans, et sont portés par lui, partie dans les muscles qui servent à retirer ce pied de ce feu, et partie dans ceux qui servent à tourner les yeux et la tête pour le regarder, et partie en ceux qui servent à avancer les mains et à plier tout le corps pour y apporter du secours.* Cette physiologie, très approximative, va cependant conduire Descartes à penser que *quand Dieu unira une âme raisonnable à cette machine... il lui donnera son siège principal dans le cerveau.* Si les nerfs sont tirés avec force au point de se rompre, *le mouvement qu'ils donneront dans le cerveau donnera l'occasion à l'âme, à qui il importe que le lieu de sa demeure se conserve, d'avoir le sentiment de la douleur.* Lorsque les nerfs reliant les organes des sens, le tact, le goût, l'ouïe, la vue, au cerveau sont *chatouillés* l'âme en éprouvera du plaisir.

Lorsque Descartes aborde, dans une cinquième partie du Traité de l'Homme, *De la structure du cerveau de cette machine ; et comment les esprits s'y distribuent pour causer ses mouvements et ses sentiments,* on retrouve dans les schémas qu'il dessine les modèles physiques et le rôle essentiel que jouerait la glande pinéale, qu'il nomme la glande H. En exergue de *La formation du fœtus,* Descartes entend exposer *La description du corps humain et de toutes ses fonctions, tant de celles qui ne dépendent pas de l'âme, que de celles qui en dépendent.* Cette distinction des fonctions attribuées à l'âme de celles qui ne dépendent que du corps et de la distribution de ses organes fournit une argumentation « scientifique » au dualisme cartésien qu'il poussera jusqu'à expliquer que *bien que la mort fasse cesser ces fonctions, il ne s'ensuit pas pour cela qu'elles dépendent de l'âme* et qu'il existe donc des fonctions qui dépendent du corps et d'autres de l'âme, que le corps, en mourant, ne sera plus apte à produire, lorsque l'âme l'aura quitté.

Il existe un contraste étonnant entre *Le discours de la méthode* qui, par son titre lui-même, se doit d'être un gage de rigueur, et l'épouvantable fatras de considérations personnelles fantaisistes qui, même lorsqu'elles reposent sur l'observation et l'expérimentation, ou sont illustrées par des démonstrations physiques, dévient vers des élucubrations médiévales. On pouvait espérer mieux de l'auteur du *Cogito ergo sum.* Il est regrettable que Descartes n'ait pas bénéficié lui-même des progrès de l'optique, découlant de son œuvre de physicien, qui ont ouvert la voie aux découvertes fondamentales permises par le microscope. P. Lefebvre porte également au crédit de Descartes un impact sur la psychophysiologie contemporaine, fondée sur l'être et l'existence, ayant pour seule donnée la pensée consciente et plaçant le sujet au centre de la vie de relation. En fait, la relation entre la philosophie et la médecine dans la pensée de Descartes pâtit de l'ingérence de la religion imposant sa conception de l'âme. Le dualisme entre l'âme et le corps, qui place Descartes dans la filiation d'Hippocrate, est ce qui l'opposera à Spinoza. Dans le dualisme, la philosophie est la médecine de l'âme permettant d'acquérir la sagesse. La médecine soigne le corps pour lui garder la santé. Spinoza rétablira le lien indissoluble entre le corps et l'esprit à la base d'une médecine de l'humain.

Spinoza a 18 ans à la mort de Descartes. Il n'est pas médecin et n'a pas consacré, spécifiquement, même une partie de son œuvre à la médecine. Cependant, l'apport de son œuvre à la philosophie de la médecine est important parce qu'elle comporte une critique du cartésianisme et de ce fait constitue un tournant dans la conception de l'humain. Sa pensée, qui est en rupture avec le passé et avec les dogmes, lui vaudra en 1656 un *hérem*, constituant une excommunication de la communauté juive, mais plus largement des religions, dont à la suite de Hobbes, il critique les méfaits. Il rejette la conception anthropomorphique de Dieu, qu'il considère, au même titre que l'homme et la société, comme part de la Nature. Il revendique la liberté, même cadrée par des lois, car *personne ne peut abandonner la liberté de juger et de penser ; chacun est maître de ses pensées.* Il récuse le libre-arbitre mais conjugue le déterminisme et la possibilité de la liberté.

En opposition au dualisme de Descartes, il défend l'unité du corps et de l'esprit que l'on retrouvera comme fondement de la biologie, avec Henri Atlan, et de la neurobiologie, avec Antonio Damasio qui soulignera *L'erreur de Descartes*. La confusion naît de la signification que l'on donne au mot latin *mens*, suivant qu'on le traduit par *esprit* ou par *âme*. François Cheng, dans un livre récent *De l'âme*, distingue nettement l'esprit de l'âme, tout en réunissant la triade, âme, corps, esprit, dans un monisme proche de Spinoza. *L'âme est en nous ce qui nous permet de désirer, de ressentir, de nous émouvoir, de résonner, de conserver mémoire de toute part, même enfouie, même inconsciente de notre vécu et, par-dessus tout, de communier par affect ou par amour.* A cette définition de l'âme, Cheng oppose celle de l'esprit. *L'esprit est en nous ce qui nous permet de penser, de raisonner, de concevoir, d'organiser, de réaliser, d'accumuler consciemment les expériences en vue d'un savoir et, par-dessus tout, de communiquer par échange.*

Spinoza réfute la conception cartésienne d'une maîtrise totale de l'âme sur le corps et il considère que *l'esprit n'existe qu'en tant que conscience de soi à travers un corps et tant qu'il forme des idées à travers des impressions corporelles*. Dans les *Passions de l'âme*, il définit ce qu'il appelle le *conatus*, comme *chaque chose, autant qu'elle est en elle, s'efforce de persévérer dans son être*, identifié au désir, essence de l'homme, sans qu'il y ait de différence radicale avec les animaux, mais une échelle de degré du fait de sa complexité. C'est un désir ardent d'éternité au sein de mon présent. *L'éternité n'est pas la perpétuation illimitée du temps ni sa suspension mais bien plutôt le présent accompli, la nécessité assumée et comprise*. On y découvre également la notion de *joie* définie comme *une passion par laquelle l'esprit passe à une plus grande perfection, c'est-à-dire une plus grande puissance d'agir* et celle d'*amour* qui est *une joie qu'accompagne l'idée d'une cause extérieure*. Sous cette acception, la joie sera reprise comme valeur philosophique par Nietzsche et plusieurs philosophes modernes dans la lignée de Bergson, de Bachelard, de Jankélévitch, de Jerphagnon et de celui qui approfondira le plus le lien avec Spinoza, Robert Misrahi.

AU SIÈCLE DES LUMIÈRES, LA MÉDECINE N'A GUÈRE BRILLÉ

Le XVIIIe siècle, qui s'achèvera avec la Révolution de 1789, va se dégager progressivement de la religion et verra naître la philosophie empirique et matérialiste, tandis que la médecine, régie par l'*Edit du Roy portant pour l'étude et l'exercice de la médecine, donné à Marly, au mois de mars 1707*, ainsi que la chirurgie s'organisent en Académie Royale de Chirurgie, en 1731, et Société Royale de Médecine, en 1776. Il était bien nécessaire de redorer un blason terni par des siècles d'obscurantisme et de réputation de charlatanisme, illustrée en particulier par le théâtre de Molière. Voltaire, malade, déclarait à ses médecins : « Messieurs, je n'ai pas assez de santé pour risquer avec vous le peu qui me reste » tandis que Rousseau ironisait : « Si la médecine est si infaillible, qu'elle se présente sans les médecins ». La médecine au XVIIIe siècle n'est cependant pas le désert que semblerait indiquer le titre de ce chapitre mais les progrès ont été davantage au niveau de l'épistémologie que de la science.

Dans les années 1720 la peste ravage encore Marseille et la Provence, faisant 48.000 morts tandis que la variole tue encore des dizaines de milliers de personnes dont 14.000 à Paris. Ce n'est qu'en 1796 que Jenner découvre la vaccine qui remplacera la variolisation et les dangers qu'elle comportait. La philosophie, dont l'influence continue à se faire sentir sur le développement de la médecine, s'oriente vers la réflexion sur les sens avec Condillac, une forme d'idéalisme avec Leibniz, et le matérialisme avec l'Encyclopédie et des médecins, Cabanis et La Mettrie. Condillac va développer la notion de *nosologie*, fixant un cadre à la science médicale, tandis que la philosophie s'attache à élaborer une méthode, basée sur l'analyse et la critique des origines des connaissances humaines. C'est cette analyse du philosophe qui permettra à Pinel de reprendre une classification rationnelle et simplifiée des maladies qu'il appelle *nosographie*, préférant selon Michel Foucault, *la simplicité hippocratique à la complexité pseudo-scientifique*. Les classifications des maladies, de plus en plus précises et ambitieuses, se succèderont sans discontinuité, illustrant l'interrogation philosophique sur les critères distinctifs du normal et du pathologique. C'est également la prise en compte des maladies selon leur nature qui inspirera à Jacques Tenon, Pierre-Jean-Georges Cabanis et d'autres, une réforme de l'hôpital et une réorganisation de l'espace hospitalier pour mettre un terme au mélange des malades et des pathologies. Les *Mémoires sur les hôpitaux de Paris* de Jacques Tenon, ouvrage collectif auquel contribueront des philosophes comme Condorcet, annonce la construction des nouveaux hôpitaux qui, au XIXe siècle, appliqueront ces principes.

Dépassant le cadre de la médecine, mais abordant les origines de l'homme, la paléontologie avec Linné, Buffon et Cuvier, annonce la révolution du darwinisme. Un philosophe mathématicien, Pierre-Louis Moreau de Maupertuis avance l'hypothèse, quasi blasphématoire, dans son *Essai de cosmologie* en 1768, que les espèces vivantes pourraient évoluer sous l'effet de facteurs climatiques et de changements soudain de l'hérédité, dont témoigneraient les modifications d'aspect et de comportement des hommes, fondant une nouvelle science, l'anthropologie. Cette évolution des conceptions paléontologiques impacte directement la philosophie, car c'est la conception même de l'être humain qui est remise en cause, s'éloignant du créationnisme pour se rapprocher de l'évolutionnisme. L'unicité des espèces, avec l'abandon de la coupure radicale entre l'animal-machine et l'homme, l'allongement dans le temps de l'histoire de la terre au-delà de quelques dizaines de milliers d'années, vaudront encore à Buffon les tracasseries de la chaire de théologie de la Sorbonne. Lamarck s'affranchit de toute théologie en soutenant la thèse de l'évolution des espèces et en inventant la *biologie* en tant que science de l'étude des êtres vivants.

Au XVIIIe siècle, il faut donc situer l'évolution philosophique de la médecine dans un contexte plus global qui est celui de l'évolution des connaissances et de l'émergence des disciplines scientifiques, ainsi que l'abandon des conceptions scolastiques et théologiques héritées de l'antiquité. A mesure que la médecine tend à devenir une science, le plateau de la balance va s'équilibrer entre science et philosophie. La rupture qui s'amorce est celle de l'abandon de la notion de création et l'évolution vers l'athéisme. Une personnalité des plus originales représente ce courant : Julien Offray de La Mettrie. Destiné par son père à la carrière ecclésiastique, il abandonne rapidement la théologie pour l'étude de la médecine. Après l'obtention de son titre de docteur à Rennes, il poursuit sa formation à Leyde, aux Pays-Bas, auprès d'Herman Boerhaave, avant son retour à Paris où il obtient le poste de médecin des Gardes-Françaises et commence à publier sur les maladies vénériennes et la pathologie cérébrale. La publication de *L'Histoire naturelle de l'âme* en 1745, lui vaut son éviction de son poste de médecin et le livre est condamné, par le Parlement, à être brûlé publiquement, en raison de ses thèses matérialistes. Il repart à Leyde, qu'il sera obligé de quitter pour se réfugier à Berlin auprès de Frédéric II de Prusse. Le livre qu'il y écrit *Discours sur le bonheur* est rejeté par les philosophes des Lumières, Voltaire, Condorcet, Diderot et d'Holbach, qui le considéraient comme un jouisseur, corrompu dans ses mœurs et ses opinions. Très en avance sur les neurobiologistes, il considérait que l'esprit était le résultat du fonctionnement du cerveau humain, simplement plus sophistiqué que celui des animaux. Il mourra à Postdam en 1751 d'une indigestion.

On peut se demander comment un personnage aussi flamboyant a pu être séduit par l'enseignement d'un Boerhaave, situé à ses antipodes. Fils d'un pasteur de village, c'est un érudit connaissant le latin, le grec et l'hébreu. Il s'intéresse aussi bien aux mathématiques, qu'aux sciences et à la philosophie, dont il devient docteur à l'âge de 21 ans, en présentant une thèse dualiste *De distinctione mentis a corpore* dans laquelle il critique avec virulence les thèses d'Epicure, de Thomas Hobbes et de Spinoza, monstre d'incrédulité et d'athéisme. A partir de l'année suivante, il va se consacrer exclusivement à la médecine, en lisant tous les auteurs, d'Hippocrate à Sydenham, s'intéressant plus spécialement à l'anatomie, par la lecture des ouvrages de Vésale, Fallope, Bartholin, pratiquant lui-même de nombreuses dissections, et à la botanique, publiant sur de nouvelles espèces de plantes. Professeur puis Recteur de l'Université de Leyde, il acquiert une renommée internationale par son enseignement tant théorique que clinique au chevet des malades. D'Hippocrate, il abandonna les théories obsolètes pour ne garder que l'observation des signes cliniques et leur interprétation. Outre la description précise de certaines maladies, telle la rupture du bas œsophage consécutive à des efforts de vomissements, syndrome qui porte encore son nom, il s'illustra par la création du concept de biologie, commun à la botanique et la zoologie, et celui de la biochimie médicale. Boerhaave établit donc un pont entre la médecine antique et les apports scientifiques de son temps, conciliant dans une synthèse la physique, la chimie et la physiologie.

La philosophie des Lumières, représentée en France par les Encyclopédistes, est précédée, en Grande-Bretagne, par les philosophes empiristes, John Locke, Georges Berkeley et David Hume. John Locke, qui vécut de 1632 à 1704, est un philosophe anglais, dont la théorie de la connaissance en a fait le promoteur de l'empirisme et un précurseur des Lumières. Ayant voyagé en France, entre 1675 et 1679, il est influencé par Descartes et son *Discours de la méthode,* et pour lui l'expérience est à l'origine de toute connaissance. Rationaliste, il est opposé à la scolastique et à toute spéculation sur la nature de l'âme, la métaphysique relevant uniquement de la foi. Dans son *Essai sur l'entendement humain* il avance que la perception permet l'entendement qui génère les idées qui doivent être conçues pour exister. Cette rupture avec la doctrine religieuse change la perspective dans laquelle la médecine intervient comme une science et l'homme comme unique propriétaire de son corps, de sa liberté, de sa vie. Locke se distingue d'un Berkeley qui près d'un demi-siècle plus tard, s'affirmera aussi comme un empiriste dans son *Principe de la connaissance humaine* mais en restera à l'affirmation de l'existence de Dieu.

David Hume, qui est né en 1711, est un philosophe écossais qui, avec John Locke, Adam Smith et Thomas Reid, sera l'un des fondateurs de l'empirisme et l'un des plus importants penseurs des Lumières. Il voyage en France, où il rencontre Rousseau et s'oppose à Descartes, ouvrant la voie à la méthode expérimentale en s'inspirant de la technique d'analyse de Newton. Dans son œuvre majeure, le *Traité de la nature humaine,* il étudie l'homme en appliquant les sciences de la nature, considérant que la perception et les sensations précèdent la pensée, sans toutefois refuser Dieu. Son œuvre marque la rupture entre l'idéalisme, que représente Descartes avec son *Cogito ergo sum,* et l'empirisme de Hume, correspondant à l'ancien adage *Nihil est in intellectu quod prius est in sensu.* Hume influencera Kant puis la phénoménologie.

Parmi les philosophes qui ont marqué cette époque, Emmanuel Kant, 1724-1804, tient une place prépondérante même s'il n'était pas médecin et si la médecine n'a pas été abordée directement dans son œuvre. C'est indirectement que sa pensée a influencé la médecine de son temps jusqu'à aujourd'hui. Les grands enseignements de *Critique de la raison pure* et de *Critique de la raison pratique* s'appliquent à la médecine à travers des préceptes simples mais essentiels : penser par soi-même, penser en se mettant à la place de l'autre et toujours penser en accord avec soi-même. Il est d'autre part l'un des théoriciens de l'éthique qui inspirera les philosophes modernes et deviendra un des piliers de la pratique médicale. Cependant, la conception de l'éthique de Kant fait que l'autodétermination de l'agir moral du sujet par sa volonté rationnelle lui est imposée par la loi, ce qui correspond à la morale, différente de la conception actuelle de l'éthique, en particulier dans sa forme médicale de la bioéthique.

Le XVIIIe siècle qui s'achève avec la Révolution française marque donc une rupture, en forme de libération de l'oppression des pouvoirs politiques et religieux, d'une affirmation des droits de l'homme, qui vont changer radicalement la conception de la médecine s'ouvrant aux progrès de la science et changeant les paradigmes de la relation du malade au médecin.

CLAUDE BERNARD ET LA NAISSANCE DE LA MÉDECINE SCIENTIFIQUE

Dix années, entre 1855 et 1865, vont marquer de façon extraordinaire et décisive l'histoire des sciences avec la parution de *L'origine des espèces* de Darwin, les travaux de Pasteur sur la microbiologie, la découverte des lois de l'hérédité de Gregor Mendel, prémices de la génétique et l'*Introduction à l'étude de la médecine expérimentale* de Claude Bernard qui ouvre la voie à la médecine scientifique.

Né en 1813, dans le petit village de Saint Julien en Beaujolais, où son père est propriétaire négociant en vin, rien ne semblait prédisposer Claude Bernard aux plus hautes destinées scientifiques. Il échoue à une première tentative au baccalauréat et se dirige vers une carrière de préparateur en pharmacie qu'il abandonne, déçu par le manque d'efficacité des médicaments et le dégoût pour les ingrédients qu'il devait incorporer dans la thériaque à la préparation de laquelle il avait été affecté. Il se met à écrire des pièces de vaudeville qu'un critique littéraire, Saint-Marc Girardin, lui conseillera également d'abandonner, lui suggérant de repasser son baccalauréat et de s'inscrire en médecine. Il débute ses études de médecine à Paris où il vit modestement en donnant des cours. Il passe l'externat puis l'internat, et se passionne pour les travaux de recherche de Magendie dont il deviendra l'assistant, puis le suppléant. Il passe avec succès sa thèse de doctorat sur le suc gastrique et le glucose mais sa vision révolutionnaire de la recherche l'empêche de trouver un poste. Grâce à l'entremise de son ami Pelouze, il épouse la fille d'un riche médecin, le docteur Martin, qui lui apporte les moyens de se consacrer à la recherche, mais il aura des problèmes avec sa femme devenue une militante très active de la protection animale et de la lutte contre la vivisection.

Médecin et physiologiste, il va faire accomplir des progrès considérables à la science médicale dans les domaines de la digestion, du métabolisme du sucre, de la fonction hépatique, du mécanisme d'action des curares au niveau de la jonction myoneurale et de nombreux autres thèmes de recherche. Il va surtout théoriser sa méthode dans *L'introduction à l'étude de la médecine expérimentale,* qu'il publie en 1865, puis dans *Principes de médecine expérimentale,* en 1867. L'introduction devait constituer le préambule d'un volumineux traité en deux tomes, annoncé par lui-même et par son éditeur. Ce traité, réduit à des fragments épars, ne verra jamais le jour, en raison de problèmes de santé de son auteur. Il approfondira sa réflexion dans plusieurs ouvrages parus au cours des années suivantes. Cette activité de recherche méthodologique sera à la base de toute la biologie moderne. *La médecine expérimentale est donc la médecine analytique.* La démarche expérimentale, en développant des procédés d'investigation appliqués à la physiologie, à la pathologie et à la thérapeutique, rompt définitivement avec les spéculations sur lesquelles reposait jusqu'alors la médecine. Si depuis l'antiquité le diagnostic médical était basé sur l'observation des symptômes cliniques, l'explication de leur signification dépendait d'une interprétation manquant de fondement rationnel. L'expérimentation va apporter la démonstration d'explications qui, devenant indiscutables, assurent les fondements de la science. La science devient ce qui peut être démontré. Le fait scientifique n'est acquis qu'à partir d'un raisonnement sur une idée qu'a fait naître l'observation et que vérifie l'expérience. La médecine expérimentale s'oppose à la médecine empirique.

Partant de là, Claude Bernard va pouvoir s'avancer dans des concepts fondamentaux, tel que celui du *milieu intérieur*, dont la constance fera par la suite, avec Cannon, émerger celui d'*homéostasie*. De tels concepts font évoluer l'image même de l'Homme et les découvertes scientifiques modernes, notamment dans le domaine de la neurobiologie, impacteront la philosophie. De ce point de vue, Claude Bernard n'est pas seulement le père de la biologie moderne, mais aussi de la *philosophie des sciences*, faisant de la médecine une science, par la logique de sa méthodologie, et de l'apport des sciences à la philosophie, en renouvelant la vision de l'Homme et de son environnement. L'épistémologie de Claude Bernard, vue à travers l'*Introduction*, aborde la méthodologie et le raisonnement sur le fait expérimental, la méthode scientifique en médecine et la philosophie biologique. Les thèses qu'il développe sont à la fois naturalistes et positivistes, créant ce que Pierre Debray Ritzen appelle *un nouvel état de l'humaine raison.* Toutefois, il ne se reconnaît pas dans le positivisme d'Auguste Comte à qui il reproche de *supprimer le côté moral et sentimental de l'homme... L'état positif, tel que le conçoit A. Comte, sera le règne du cerveau et la mort du cœur.*

Bergson, considère que *cet heureux mélange de spontanéité et de réflexion, de science et de philosophie, ne s'est produit... que deux fois dans l'histoire de la science moderne* avec Descartes dans le *Discours de la méthode* et avec Claude Bernard dans l'*Introduction à la médecine expérimentale. Dans un cas comme dans l'autre nous nous trouvons devant un homme de génie qui a commencé par faire de grandes découvertes, et qui s'est demandé ensuite comment il fallait s'y prendre pour les faire : marche paradoxale en apparence et pourtant seule naturelle, la manière inverse de procéder ayant été tentée beaucoup plus souvent et n'ayant jamais réussi.* Alain

Prochiantz souligne toutefois que *Claude Bernard nous livre une méthode ajustée à son objet : la médecine expérimentale, alors que Descartes prétend nous faire découvrir la méthode universelle bonne pour toutes les sciences.* Le fait et l'idée collaborent à la recherche expérimentale : *la recherche scientifique est donc un dialogue entre l'esprit et la nature… une certaine conception de la vérité, et par conséquent une philosophie.* Claude Bernard disait : *Nos idées ne sont que des instruments intellectuels qui nous servent à pénétrer dans les phénomènes ; il faut les changer quand elles ont rempli leur rôle, comme on change un bistouri émoussé quand il a servi assez longtemps… Il faut chercher à briser les entraves des systèmes philosophiques et scientifiques… La philosophie et la science ne doivent pas être systématiques.* Elles s'opposent l'une et l'autre aux doctrines qui ont prétendu enfermer la réalité des choses dans une vision intellectuelle ou théologique.

Claude Bernard affirme qu'en science le déterminisme consiste à rattacher les phénomènes à leurs conditions d'existence, c'est-à-dire à leurs causes. De ce fait le déterminisme exclut la contingence, le hasard et le miracle. Le déterminisme absolu se heurtera par la suite, dans le domaine des mathématiques et de la physique, aux théorèmes d'incomplétude de Kurt Gödel, au principe d'incertitude de Werner Heisenberg et à la théorie de la relativité d'Albert Einstein, et, de façon plus prosaïque, à la notion et au calcul des probabilités. Les probabilités et les statistiques, introduites en médecine par William Farr, seront récusées par Auguste Comte et les positivistes. Ce refus sera considéré comme un obstacle majeur au développement à cette époque de la science moderne. Le déterminisme absolu est donc une illusion dans le sens du fatalisme de Leibnitz, et pour Claude Bernard le seul déterminisme possible est celui basé sur la notion de causalité qui se limite au comment, sans chercher à aller jusqu'au pourquoi. Il ne peut s'appliquer qu'à un système limité, homogène, et non pas à un organisme complexe, encore moins lorsqu'il s'agit d'un être doté de raison et de volonté. Chez l'homme le déterminisme physiologique ne met pas en cause l'indéterminé qui reste le domaine réservé de la philosophie dont l'expression demeure le libre arbitre.

Claude Bernard ne se prend pas pour un philosophe, même s'il considère que *la philosophie a un rôle important à jouer dans la fécondation et la fertilisation de l'esprit scientifique*. La philosophie doit être un stimulant de la recherche scientifique, sans chercher à s'y immiscer, ni à lui imposer des bornes. Il faut briser les entraves des systèmes philosophiques et scientifiques afin de préserver la liberté intellectuelle. Science et philosophie doivent s'unir sans chercher à se dominer l'une l'autre. *Au lieu de chercher à savoir d'où nous venons et où nous allons, examinons un peu où nous sommes.* Dans les *Cahiers* et *Notes intimes,* Claude Bernard livre ses interrogations philosophiques : *Je supporte l'ignorance. C'est là ma philosophie. J'ai la tranquillité de l'ignorance. Les autres ne peuvent vivre sans croyance, sans foi, sans théologie. Je ne sais pas et je ne saurai jamais ; j'accepte sans me tourmenter. Je travaille et j'attends.... le savant seul doit dire : je ne sais pas.*

Emile Littré, médecin philosophe du XIXe siècle, est un personnage très attachant malgré son visage renfrogné. Né à Avranches, en 1801, dans une famille modeste, il ne tarde pas à s'y ennuyer et part à Paris. Apprenant que son père a des soucis financiers, il s'engage dans l'artillerie de marine et envoie le prix de son engagement à sa famille. Revenu à terre, il exerce différents métiers en province avant de trouver un emploi de chef de bureau à la direction des Contributions indirectes à Paris. Il épousa Sophie

Johannot, libre-penseuse comme lui, et ils eurent deux fils dont il fit lui-même l'éducation. Il parle couramment l'anglais, l'allemand et l'italien, et possède parfaitement le latin et le grec, ainsi que des rudiments de sanscrit. En 1822, il s'inscrit en médecine, passe l'externat et l'internat, mais au moment de passer sa thèse, son père meurt, laissant sa mère sans ressources. Il renonce au doctorat et donne des cours de latin et de grec pour subvenir aux besoins de sa famille. En 1830, comme en 1848, républicain convaincu, il s'enthousiasme pour les révolutions, allant jusqu'à combattre. Ayant repris ses études médicales, il se consacre avec le libraire Ballière à la publication d'ouvrages de médecine. Il découvre les travaux d'Auguste Comte, qui sera son ami mais dont il récusera les thèses lorsqu'elles dériveront en doctrine. Son œuvre monumentale fut le *Dictionnaire de la langue française* s'ajoutant au *Dictionnaire de médecine et de chirurgie*. Sa philosophie matérialiste lui fait dire des paroles très proches de celles de Claude Bernard : *Je me suis interrogé en vain, je n'éprouve rien de ce qu'ils ont éprouvé... je suis sans regret d'être en dehors de ces croyances, et ne puis découvrir en moi aucun désir d'y rentrer.*

PHILOSOPHES MÉDECINS DU XXe SIÈCLE EN FRANCE

A la fin du XIXe siècle, en France, la médecine est marquée par un nombre considérable de découvertes, essentiellement dans le domaine de l' infectiologie, sous l'impulsion de Pasteur et des pastoriens tels Roux, Calmette et Yersin, alors que de grandes épidémies de choléra, de variole, de peste, de typhus, continuaient à sévir et que la tuberculose faisait des ravages. Un des acquis essentiels dus à Pasteur est la démonstration indiscutable de l'impossibilité de la génération spontanée. La clinique connaît des progrès constants dans toutes les spécialités médicales et la chirurgie se développe, profitant de l'introduction de l'anesthésie, de l'asepsie et du perfectionnement technique de l'instrumentation. Une pléiade de philosophes vont s'intéresser à la médecine en tant que science humaine, qu'ils ne soient pas médecins, comme Henri Bergson et Gaston Bachelard, ou médecins, comme Georges Canguilhem, Michel Foucault, François Dagognet et Anne Fagot-Largeault. Des dialogues très riches sur la relation entre philosophie et médecine s'établirent entre Paul Valery et Henri Mondor, Georges Canguilhem et René Leriche, ou encore Paul Ricoeur et Jean-Pierre Changeux. La plupart des philosophes seront principalement impliqués dans l'épistémologie, et nous aborderons ultérieurement, l'éthique qui s'est développée à partir des travaux de Paul Ricoeur.

Le médecin philosophe clef de cette époque est Georges Canguilhem, héritier de la pensée d'Alain, son professeur au lycée Henri IV à Paris, de Bergson et de Bachelard, inspirateur de Foucault, dont il fut le directeur de thèse, de Dagognet et Deleuze. L'œuvre de Canguilhem fut mise en exergue par Anne Fagot-Largeault et Michel Morange. Canguilhem est né en 1904, à Castelnaudary, il fit ses études à Paris, fut reçu à L'Ecole Normale Supérieure en 1924 et à l'agrégation de philosophie en 1927. Il commence des études de médecine et passera sa thèse en 1943, intitulée *Essai sur quelques problèmes concernant le normal et le pathologique*. Lorsque les Allemands envahiront la zone libre, il s'engagera dans la Résistance où il exercera comme médecin et assumera d'importantes responsabilités. A la fin de la guerre, il reprend ses fonctions d'enseignant en philosophie et sera nommé professeur à la Sorbonne et directeur de l'Institut d'histoire des sciences, où il succède à Gaston Bachelard.

Paru en 1966, son ouvrage *Le normal et le pathologique,* dans la ligne de pensée de sa thèse inaugurale, est fondamental sur le plan de l'anthropologie médicale et de l'évolution des idées. Il y développe une recherche approfondie sur la nature et le sens de la notion de normalité en médecine et en biologie, ainsi que son point de vue sur l'institutionnalisation des connaissances scientifiques. Il s'élève contre les conceptions mécanistes qui font de l'organisme une machine fonctionnant dans un contexte physico-chimique, incapable de rendre compte de la spécificité des êtres vivants et de la complexité de la vie. Il critique le projet de fonder la médecine sur des bases exclusivement scientifiques conduisant à une approche de plus en plus technique de la maladie et une déshumanisation de la pratique médicale. Cette dérive proviendrait d'une vision positiviste du normal et du pathologique. Michel Morange souligne que *la maladie n'est pas le résultat automatique d'un simple écart à des normes biologiques que les progrès techniques permettraient de mieux en mieux mettre en évidence, mais un nouvel état ressenti par le malade.*

Lorsque Canguilhem écrit : *il n'y a pas de maladie sans un sujet qui en porte témoignage,* il remet la clinique et la relation au patient à l'origine de toute médecine scientifique. Les écarts par rapport aux normes biologiques, en fait à des moyennes statistiques, peuvent être associés à une maladie dont ils sont les indicateurs, mais ces écarts ne constituent pas la maladie. D'autre part, la maladie n'est pas le malade qui ne serait qu'un dossier, un cas, alors qu'il doit être au centre de la préoccupation du médecin en tant que personne vivante. Santé et maladie, au même titre que la naissance et la mort, sont des manifestations de la vie. De même que Bichat demandait à la mort d'expliquer la vie, Canguilhem demande à la maladie de nous éclairer sur la santé, c'est-à-dire sur le fonctionnement normal des organismes. La pathologie précède la physiologie, conçue au sens large comme science du fonctionnement du vivant. Certaines maladies dites d'*adaptation* ne sont pas directement le résultat d'une agression par un élément extérieur, mais la conséquence d'une réaction excessive de l'organisme, dont un exemple est l'allergie. De même, il apparait simpliste de considérer que certaines maladies puissent être la conséquence directe d'une anomalie d'un gène, et l'on a vu la déception qui suivit en 2003 le séquençage complet du génome humain, obtenu plus rapidement que prévu, dont on pensait, avec un peu trop d'optimisme, qu'il permettrait de découvrir le mécanisme et de traiter toutes les maladies génétiques. Les données de la science médicale sur lesquelles s'est fondée la réflexion de Canguilhem datent de 1943 et méconnaissent donc les énormes progrès accomplis dans tous les domaines de la biologie et de la médecine, au premier plan desquels, la microbiologie, la génétique et les neurosciences. Ces progrès ont été plus importants dans les trois quarts de siècle qui nous séparent de 1943 que dans les vingt siècles qui précédèrent. Cette distorsion entre la pensée philosophique de l'époque et l'état actuel de la science médicale interroge sur la pertinence de la réflexion de Canguilhem.

Michel Morange fait la part entre des conséquences fondamentales issues de la thèse centrale développée dans *Le normal et le pathologique* qui gardent leur force et celles rendues obsolètes par les progrès de la science. L'assertion que toute science du vivant trouve son origine et son fondement dans la pathologie, que l'organisme est un tout, et que la maladie affecte ce tout, n'a pas lieu d'être remise en cause. Dire cela, c'est reconnaître l'importance de la clinique dans la genèse historique de la médecine depuis Hippocrate et son fondement conceptuel. En revanche, le développement, depuis lors, de la biologie dans l'explication du fonctionnement du vivant par ses composants macromoléculaires, oblige à revoir le positionnement philosophique par rapport aux avancées de la science médicale, et Canguilhem fut le premier à s'en apercevoir. Il se retrouve en effet à la croisée des chemins entre une médecine humaniste et son fondement clinique, et une médecine de plus en plus scientifique, basée sur des examens paracliniques de plus en plus sophistiqués. Il en assume la synthèse faisant de la médecine un art qui soit *une somme évolutive de sciences appliquées.* La technique, qui est le prolongement par des moyens artificiels de l'activité exploratoire de la vie, n'enlève rien à la dignité de la médecine. Une médecine plus humaine passe par une réduction de l'écart entre la connaissance scientifique des pathologies et la connaissance vécue du malade. Une des manières les plus efficaces de réduire cet écart est d'améliorer la qualité de l'information donnée. Le médecin devrait *passer davantage de temps avec le patient pour lui expliquer la cause des symptômes ressentis, lui faire comprendre les enjeux d'une thérapeutique, et surtout anticiper les effets qu'elle aura.* Humaniser la médecine c'est aussi prendre en compte la singularité de chaque malade, à la fois sur le plan biologique et du point de vue de la personne. Les tests biologiques, en particulier génétiques, doivent permettre de personnaliser les pronostics et les thérapeutiques, en permettant des traitements *à la carte* et en donnant à chaque malade le sentiment de son unicité.

Canguilhem s'inscrit dans une lignée de philosophes qui ont eu le sens de l'*être vivant* allant d'Aristote, à Leibniz, Diderot, Schopenhauer et Whitehead. Il écrit : *la biologie contemporaine, vue d'une certaine manière, est, en quelque façon, une philosophie de la vie.* L'interrelation étroite qui existait entre médecine et philosophie dans l'antiquité, se renouvelle à l'ère moderne sous une autre forme, la médecine étant perçue dans son questionnement comme une « *matière étrangère* ». La conception de Canguilhem est en équilibre instable entre matérialisme et spiritualisme mais il évitera de pencher vers l'un ou l'autre. Il est l'un des premiers à avoir saisi combien les avancées de la médecine contemporaine nécessitaient de repenser la philosophie, et notamment l'épistémologie : *l'expérience du vivant ne se résume plus à la santé et à la maladie au sens strictement (et trop facilement sans doute) physiologique : il s'étend désormais, et même prioritairement à la théorie et à la pratique de la connaissance.*

Anne Fagot-Largeault, faisant la synthèse des contributions de l'hommage rendu à Canguilhem, écrivait : *Georges Canguilhem a cherché, et pratiqué, une anthropologie enracinée dans la réalité biomédicale, et par là, une philosophie où se mêlent l'esprit d'aventure (le tâtonnement évolutif du chercheur), l'exigence normative (la rigueur du praticien), et la conscience de sa propre faillibilité.* Dans la conclusion de son ouvrage collaboratif, elle fait ressortir la parenté de pensée de Canguilhem avec un médecin philosophe polonais, Ludwig Fleck. Sans se connaître, ces deux médecins philosophes ont eu des démarches présentant des *similitudes frappantes,* une *épistémologie historisante* de Canguilhem et la *sociologie des sciences* que Fleck a développée dans son ouvrage principal *Genèse et développement d'un fait scientifique.* Fleck considère qu'en science la vérité absolue n'est pas atteignable et que les progrès scientifiques ne se font pas d'une façon continue, mais sous forme de sauts, et même de retours en arrière, de nouvelles lois venant remplacer les anciennes devenues obsolètes. La recherche scientifique a un caractère essentiellement collectif et l'évolution des sciences médicales répond à une demande sociale. L'une et l'autre s'intéressent aux filiations conceptuelles plutôt qu'aux ruptures épistémologiques. Leurs convergences tiennent aussi peut-être à leur vécu de la seconde guerre mondiale, pour Canguilhem, dans la Résistance, et pour Fleck, dans les camps de concentration.

Bien que Michel Foucault ait été son élève, l'œuvre de Canguilhem semble avoir été occultée par la notoriété de son disciple. Foucault, dont le père chirurgien aurait tant voulu qu'il devint médecin, ne le fut pas mais il s'intéressa de près à la psychologie médicale et à la psychiatrie, étant licencié de psychologie, enseignant à l'Ecole Normale et psychologue clinicien dans le service du professeur Delay à l'Hôpital Sainte-Anne. Il publia en 1955, *Maladie mentale et personnalité.* Sa thèse de doctorat en 1961, dont Canguilhem fut le rapporteur, a été consacrée à l'*Histoire de la folie à l'âge classique.* En 1963, il publie un ouvrage d'épistémologie de la médecine, *Naissance de la clinique : une archéologie du regard médical.* Personnalité flamboyante mais très controversée, notamment en raison de ses positions politiques d'extrême gauche, il apporta une vision très critique, mais aussi très novatrice sur la médecine et la psychiatrie, ainsi que le concept du *souci de soi* comme fondement de l'éthique.

François Dagognet, né en 1924, décédé en 2015, fut agrégé de philosophie en 1949 et docteur en médecine en 1958. Il fut influencé par Bachelard et Canguilhem, et publia plus d'une cinquantaine d'ouvrages très éclectiques, notamment sur l'épistémologie médicale, *La raison et ses remèdes,* et l'éthique médicale, *Pour une philosophie de la maladie.* Il était à la fois un fervent partisan des nouvelles technologies médicales tout en défendant une vision humaniste de la maladie en établissant une articulation entre le subjectif, *le malade,* et l'objectif, *la maladie.* Sa méditation prend à revers la conscience du sujet, les phénoménologues, le concept logico-mathématique, les épistémologues, pour s'attacher davantage à l'objet, aux outillages, attitude que Canguilhem qualifiera de « demi-hérétique que son originalité ne saurait condamner à la marginalité ». Régis Debray a écrit de Dagognet qu'il admire beaucoup, qu'*il récuse tout dualisme, notamment l'affrontement de l'esprit et de la matière, le fond et la forme, l'invisible et le visible, l'âme et le corps, la profondeur et la surface… Pas de noir et de blanc, toutes les nuances de gris. En révolutionnant la science, le déchiffreur en possession du code révolutionnera le monde*.

Jacqueline Lagrée n'est pas médecin mais philosophe. Elle tire son expérience de la fréquentation et de dialogues pendant quinze ans au sein du Comité régional d'éthique de Rennes. Son approche de la philosophie en médecine n'a rien de théorique mais se veut très pragmatique en tant qu'actrice de terrain. Par rapport aux bioéthiciens professionnels conseillant les médecins dans les services médicaux aux États-Unis, son approche est collective au sein d'un comité d'éthique, multi professionnel. Sa vision est cependant focalisée sur l'éthique qui n'est qu'un des aspects du rapport de la philosophie à la médecine. Elle conteste d'ailleurs l'expression « *éthique médicale* », car selon elle, il n'y a qu'une exigence d'éthique universelle appliquée à des situations particulières, en l'occurrence au contexte médical. La décision éthique est toujours une décision *singulière*, mais la réflexion est *plurielle*. Les comités d'éthique ne donnent que des avis qui ont valeur purement consultative. Elle souligne à de nombreuses reprises le risque de ce qu'elle appelle *la pente savonneuse*, de *l'engrenage* dans lequel on se trouve pris lorsque l'éthique évolue vers plus de libéralité, autrement dit, lorsqu'on y met le doigt, c'est le bras qui y passe.

Anne Fagot-Largeault, philosophe et psychiatre, professeur au Collège de France, très influencée par les thèses de Canguilhem, a exposé, en 2010, ses vues de la relation entre médecine et philosophie dans son livre *Médecine et philosophie.* Au-delà de la bioéthique, elle démontre qu'à l'époque actuelle, comme depuis la plus haute antiquité, *tout engagement médical implique une pratique philosophique*. L'objectif même de la médecine qui est de lutter contre la souffrance, la maladie et la mort, nécessite la *définition du mal*, qui incombe à la philosophie. Apporter remède au mal nécessite, dans la pratique quotidienne de la médecine, une démarche méthodologique, une épistémologie, et une réflexion morale, une éthique, élaborées par la philosophie. Tout acte médical, de la pratique clinique à la recherche avancée, nécessite une stratégie des choix, une logique décisionnelle, une rigueur méthodologique, impliquant la statistique, mais *un tel choix logique ne tient pas compte des particularités de l'individu* qui doit être associé à la décision qui le concerne. Sa réflexion sur l'éthique est une approche humaniste basée sur *une pensée philosophique et anthropologique informée par le travail scientifique*.

Certes la philosophie n'apporte pas une réponse à tous les problèmes rencontrés en médecine, en particulier du fait des progrès scientifiques et technologiques qui vont plus vite que la réflexion qu'ils suscitent. Ainsi, Max Charlesworth, philosophe australien a écrit dans une publication *Bioethics and the limits of philosophy,* que *les philosophes ne détiennent pas une sagesse toute prête et directement applicable aux problèmes contemporains*.

PHILOSOPHIE ET MÉDECINE DANS LA PENSÉE PHILOSOPHIQUE ALLEMANDE

A la suite d'Emmanuel Kant, puis de Frédéric Nietzsche, la pensée philosophique allemande, avec notamment Karl Jaspers et Hans-Georg Gadamer, a connu également au XXe siècle une réflexion extrêmement riche sur les relations entre la médecine et la philosophie. Kant, qui a vécu de 1724 à 1804, a été contemporain du Siècle des lumières. Cependant il a marqué non seulement son époque mais sa pensée inspire encore de nombreux philosophes actuels. Bien qu'il n'ait eu aucun lien direct avec la médecine, ses principaux ouvrages, *Critique de la raison pure et Critique de la raison pratique, Fondation de la métaphysique des mœurs*, ont apporté un éclairage sur la logique et l'épistémologie médicales, sur la théorie de la connaissance, renvoyant dos à dos dogmatisme et empirisme, sur la morale et l'éthique dont s'inspirera l'idéalisme allemand représenté par Fichte, Schelling et Hegel. Au nombre de ses principes figurent : *penser par soi-même, penser en se mettant à la place de l'autre et toujours penser en accord avec soi-même.*

Dans ses *Ecrits sur le corps et l'esprit*, Kant s'interroge sur les rapports entre corps et âme, ou entre corps et esprit. S'éloignant des conceptions métaphysiques classiques, il évoque une *médecine philosophique du corps* qui permettrait dans le domaine psychosomatique de soigner le corps par l'esprit. Les *Ecrits sur le corps et l'esprit* comportent un *Essai sur les maladies de la tête,* dans lequel Kant passe en revue toutes les formes de dérangements de l'esprit, des simples travers psychologiques aux manifestations psychiatriques, avec finesse et humour: *La tête humaine est proprement un tambour, qui ne résonne que parce qu'il est vide.* Ces maladies de la tête ont leur origine dans le corps, et relèvent donc des médecins, mais *Pour l'honneur il me déplairait d'exclure le philosophe... à condition qu'il n'exige pas de rétribution.* Même un *rigoriste* peut avoir de l'humour.

La pensée de Nietzsche s'apparente à la médecine. Elle est exégèse du corps. Dans *Lectures de Nietzsche*, Michel Foucault écrit *Le sens historique (de Nietzsche) est beaucoup plus proche de la médecine que de la philosophie.* Certains extraits très connus de Nietzsche tels que *Tout ce qui ne me tue pas me rend plus fort* pourraient laisser penser qu'il réfléchit comme un médecin alors qu'il envisage le développement personnel. Il assigne à la philosophie une tâche médicale qui est de détruire pour guérir la culture, à la manière de certains traitements qui détruisent les cellules cancéreuses pour guérir le cancer. Le médecin nietzschéen s'oppose au médecin de la tradition philosophique: il n'est pas un médecin d'âmes. Au contraire de la philosophie qui propose un idéal d'une âme saine, qui serait celle de la domination de la raison sur le corps et ses passions, il lui assigne pour objectif de retrouver l'expérience vécue du devenir. A la maladie de la morale platonique-chrétienne, il oppose le cynisme qui est une forme de dissimulation, faisant partie de l'hygiène du philosophe comme *médecin et malade tout à la fois*. De l'analyse de son état personnel, il tend à considérer la maladie comme une condition qui caractérise tout être humain. Dans *Ecce homo*, Nietzsche, médecin et malade à la fois, écrit : *Je fis de ma volonté de santé, de vie, ma philosophie...* Il extrapole son rôle à médecin de la culture. Comme le fera Wittgenstein, il considère la philosophie comme une thérapie d'une culture décadente. La maladie elle-même devient un nouvel instrument philosophique ouvrant de nouvelles perspectives. Cette introspection sur sa propre maladie a probablement joué un rôle au terme de son existence mais toute son œuvre philosophique est imprégnée du vocabulaire médical.

Avec Karl Jaspers, qui fut psychiatre au début de sa carrière, on en revient à un médecin philosophe, associé au mouvement existentialiste inspiré des idées de Nietzsche et Kierkegaard. Il ne demeurera pas longtemps affecté à l'hôpital psychiatrique d'Heidelberg, n'appréciant guère la façon d'aborder la maladie mentale de l'époque, et il obliqua vers l'enseignement de la psychologie à l'Université de cette ville. Il se tourne davantage encore vers la philosophie. Marié à une juive, Gertrud Mayer, il s'éloigne du nazisme, ce qui lui coûtera sa chaire. Il la retrouvera en 1945, mais ses conférences sur la culpabilité allemande l'obligeront à quitter Heidelberg pour rejoindre l'Université de Bâle. Ses écrits sur la maladie mentale, en particulier son livre *Psychopathologie générale,* réalise la synthèse entre son expérience clinique de psychiatre et son analyse de philosophe. Il apporte une contribution majeure à l'approche diagnostique par l'analyse du vécu du patient, selon sa *méthode biographique* et en accordant la primauté de la *forme* sur le *fond* dans la description des symptômes. Ce qu'il applique à son approche personnelle des symptômes, il l'étend à l'analyse freudienne qu'il reconnaît comme une description pertinente et une relation compréhensible avec le psychisme oublié, mais lui dénie sa capacité à expliquer la cause de la maladie.

Dans *Essais philosophiques, philosophie et problèmes de notre temps,* Jaspers a écrit un chapitre remarquable intitulé *L'idée médicale*, qui exprime parfaitement les interrogations philosophiques auxquelles sont confrontés le médecin et la médecine d'aujourd'hui. Les problèmes rencontrés trouvent leur origine dans la formation actuelle des médecins. Le progrès des connaissances a rendu indispensable une multiplication des spécialisations, entraînant pour l'étudiant une dispersion des matières d'examen, excluant toute synthèse et toute réflexion en profondeur. On exige de lui des efforts considérables de mémoire, l'acquisition d'une technicité spécialisée, au détriment de la réflexion, de la capacité de jugement et de la spontanéité personnelle. *Les bons médecins se font rares à mesure que la science et ses pouvoirs augmentaient sans mesure*. Il importe de ne pas ramener l'examen du malade à la somme du résultat de ses analyses mais au contraire de rencontrer le patient au niveau de la vie réelle. Face à une civilisation technocratique de masse, il importe de revenir à une conception traditionnelle de la médecine qui repose à la fois sur la science et l'humanisme. Il ne faut cependant pas prendre le médecin pour un directeur de conscience car il ne ressort pas de son ministère de combler un vide spirituel. De même, considérer comme certains psychanalystes que tout homme est malade, reviendrait à ce que tout le monde doive être psychanalysé.

Hans-Georg Gadamer, qui vécut de 1900 à 2002, fut un disciple de Martin Heidegger et comme lui se laissa séduire par les thèses nationales socialistes. On se dispenserait d'en parler, s'il n'avait été un important théoricien de l'herméneutique de la philosophie et des sciences de la vie. De son livre *Philosophie de la santé,* on retiendra, comme Marie Gaille, le chapitre *Apologie de l'art médical.* Une notion intéressante y est développée : l'art médical, c'est la santé, c'est-à-dire le naturel par excellence. On ne peut comprendre la médecine qu'en la rapportant à la nature, laquelle implique la notion d'équilibre. De toutes les sciences de la nature, la médecine est la seule qui ne peut pas être considérée comme une technique parce qu'elle n'utilise son savoir-faire que pour rétablir un équilibre naturel qui s'appelle la santé. C'est une forme de science pratique, ce qui est différent de l'application pratique d'une science. C'est un art différent des arts plastiques car la médecine ne crée rien et n'a pour objectif que de fournir les conditions pour revenir à l'équilibre antérieur, rompu par la maladie. Cette notion d'équilibre de l'état de santé détruit par la maladie rejoint les anciennes conceptions orientales et le concept d'équilibre qui joue un rôle important dans la médecine hippocratique. Mais la maladie, la perte de l'équilibre, ne désigne pas seulement un état biologique car survenant chez une personne elle crée un *événement biographique et social*. Le malade est évincé de son *contexte de vie* que la guérison lui permettra de réintégrer en lui restituant son *équilibre vital*. Le médecin doit à la fois faire abstraction de sa sensibilité et s'engager humainement auprès de son patient pour *le replacer au sein de son contexte existentiel. L'art médical trouve son accomplissement dans le retranchement de soi-même et dans la restitution à autrui de sa liberté.*

LA PHILOSOPHIE FACE À LA NOUVELLE SCIENCE ET TECHNIQUE MÉDICALE

L'émergence de la nouvelle science et technique médicale au cours des premières années de ce XXIe siècle rend nécessaire de réinventer une nouvelle épistémologie et une nouvelle éthique face au bouleversement en cours que l'on pourrait comparer à l'introduction de la relativité. La philosophie de la médecine ne peut pas être définie avec précision car ni la médecine, ni la philosophie ne peuvent être décrites de façon rigoureuse. Les philosophes de la médecine ne constituent pas une classe spécifique parce qu'ils proviennent non seulement des domaines de la philosophie et de la médecine mais aussi de diverses disciplines. Une conception élargie de la philosophie de la médecine inclut la réflexion philosophique sur tous les sujets concernant la médecine. Sur 625 articles concernant philosophie et médecine, colligés entre 1997 et 2006, près des trois quarts ont trait à des sujets d'éthique et sur les 36 livres étudiés, près de 60% sont dévolus à des thèmes d'éthique. Cette place de l'éthique est donc majoritaire mais de nombreux articles et livres sont consacrés à toutes les autres branches de la philosophie, en particulier métaphysique, épistémologie, logique.

Si Canguilhem peut être considéré comme un précurseur, un approfondissement et un enrichissement de ses thèses ont été apportés par une efflorescence de nouveaux philosophes principalement anglo-saxons et scandinaves. Un nombre considérable de publications s'interrogent sur les définitions de la santé et de la maladie, problème que l'on pouvait croire résolu depuis longtemps. Cet intérêt soudain pour la philosophie fait craindre à Braunstein qu'à travers une philosophie du soin on veuille incorporer une métaphysique à la médecine et créer une métamorale en multipliant les règles éthiques. *La philosophie n'a pas à imposer à la médecine ni une métaphysique ni une éthique.* Il refuse comme Canguilhem que la philosophie porte sur l'activité médicale un jugement normatif.

Deux conceptions s'affrontent pour définir santé et maladie : naturaliste, considérant ce qui est naturel et normal, normativiste, impliquant un jugement de valeur. Sur la base des concepts de santé, ouvrant une fenêtre sur la science et l'éthique médicales, Christopher Boorse a proposé une théorie analytique et bio-statistique, d'influence naturaliste, tandis que Lennart Nordenfelt s'attachait à la capacité à agir, d'influence normativiste. Partant de cette révision de la conception théorique de la santé, beaucoup de philosophes de la santé proposent des approches alternatives plus pragmatiques que théoriques, estimant que plutôt que de chercher des définitions exactes de concepts, il est préférable de s'en tenir à des descriptions d'états physiologiques et psychologiques.

Boorse a proposé une définition très sophistiquée de la maladie qu'il considère comme un dysfonctionnement d'un sous-système du corps. Ce concept de sous-système du corps est utilisé au sens le plus large du terme, se référant à des organes, des systèmes, comme le système nerveux, et des sous-systèmes de l'esprit, comme ceux impliqués dans la mémoire ou la compréhension du langage. Les objectifs essentiels de l'organisme sont de survivre et de se reproduire, et les sous-systèmes contribuent à atteindre ces objectifs. Les maladies sont alors définies comme étant des interférences avec ces fonctions naturelles. L'amnésie est une maladie parce qu'elle constitue un dysfonctionnement du système de la mémoire, le SIDA parce qu'il constitue un dysfonctionnement du système immunitaire. Ces assertions aisément compréhensibles se compliquent quand Boorse veut les mettre en équation et lorsqu'il analyse ces systèmes dirigés vers un but et devant maintenir leur indépendance confrontés à l'environnement. La régulation thermique est l'un de ces systèmes dirigés vers un but qui est de maintenir constante la température du corps en dehors des variations des conditions météorologiques. Pour beaucoup de ces nouveaux philosophes, Boorse est une référence mais certains lui opposent que la défaillance d'une fonction n'est pas une maladie et qu'à l'inverse, certaines maladies, comme l'asthme, peuvent être contrôlées par le traitement et ne pas s'accompagner de dysfonctionnement. D'autres critiques ont trait au fait que Boorse considère des conditions standards de fonctionnement d'un sous-système en fonction de l'espèce, du sexe et de l'âge mais qu'il occulte l'entraînement et l'environnement. De même les anomalies génétiques ou induites par l'évolution ne sont pas une condition nécessaire pour constituer une maladie du fait de la variabilité d'expression de ces modifications.

Rachel Cooper propose une alternative plus pragmatique à cette conception très théorique de Boorse. Elle considère la notion de désordre pour la substituer à celle de maladie et pointe trois critères pour évoquer ce concept. Le premier critère est que la maladie est une mauvaise chose pour le patient individuel, pas forcément pour la société. Une stérilité peut être considérée comme une bonne ou une mauvaise chose selon que la femme ne souhaite pas avoir d'enfants ou qu'elle est en recherche de maternité. Toutes les maladies sont mauvaises, mais toutes les mauvaises choses ne sont pas des maladies. Le second critère est que la personne affligée est malchanceuse, ce qui ne veut pas dire que sa maladie soit imprévisible pour la science médicale mais considérée comme telle par un quidam mal informé. Une autre condition est que la maladie soit potentiellement curable ce qui distingue la maladie des autres malheurs de l'existence. Cette assertion reste discutable car certains états pouvaient être considérés comme des problèmes non médicaux avant que soient découverts leur mécanisme et leur traitement. Certains cas particuliers ne répondent pas au critère de maladie tout en remplissant les trois conditions énumérées ci-dessus. Ainsi cela peut être une mauvaise chose pour une femme de se trouver enceinte, qu'elle a eu la malchance de le devenir malgré une contraception et que son état peut relever d'une interruption volontaire de grossesse. Les maladies mentales sont particulièrement problématiques en raison de conséquences sociales et légales plus lourdes, et du fait qu'elles ont généré des comportements très différents de la société et des médecins suivant les époques et suivant les pays.

Partant de la constatation que les nouvelles technologies biomédicales suscitent de nouveaux concepts de maladie, Marianne Boeninck souligne que cette notion entraîne aussi des conséquences éthiques dans les technologies émergentes. C'est le cas spécifique de la *médecine moléculaire.* Ce groupe de technologies émergentes comporte un *modèle en cascade* de processus pathologiques associé à un modèle de *schéma personnel* de fonctionnement corporel. Alors que les conséquences éthiques des processus pathologiques sont, pour une part, familières depuis plus longtemps, elles impliquent, en dépit de controverses, des formes de médecine préventive et prédictive, tandis que le modèle de schéma corporel est quasiment nouveau et potentiellement lointain à atteindre. La médecine moléculaire, ou médecine personnalisée, contribue à la compréhension des mécanismes de fonctionnement et de dysfonctionnement du corps humain. Elle comporte l'étude de la biologie cellulaire et moléculaire de pathogènes et leurs interactions avec l'hôte infecté. C'est l'étude des mécanismes moléculaires de base comme la régulation de la transcription, la traduction, la dégradation de l'ARN, l'organisation des membranes, l'endocytose et le contrôle de la prolifération cellulaire en utilisant des systèmes modèles de bactéries ou de lignées cellulaires. En cancérologie, la médecine moléculaire est fondée sur une nouvelle approche du diagnostic, basée sur l'analyse du génome tumoral, appelé le diagnostic moléculaire. En fonction de ce diagnostic, on utilisera des médicaments ciblés, adaptés au profil génétique identifié. Une tumeur est également définie par les altérations de ses gènes, permettant d'identifier une ou plusieurs anomalies moléculaires clés, propres à chaque tumeur de chaque patient.

C'est une rupture fondamentale de l'approche médicale qui, au lieu de chercher à catégoriser une maladie pour y ranger le patient et lui prescrire la thérapeutique propre à cette maladie, recherche l'identité et donc l'unicité du patient pour lui administrer le médicament qui lui est adapté. Il faut souhaiter que cette personnalisation ne concerne pas uniquement ses gènes ou ses molécules mais le patient lui-même, *homo patiens,* en tant qu'individu et personne.

LES GÈNES EN HÉRITAGE

Depuis la plus haute antiquité, on s'est intéressé à la transmission des caractères des parents à leur descendance. L'héritage de ces caractères à la fois morphologiques et psychologiques correspond à une réalité médicale observable, mais pose aussi un problème philosophique qui est la prédestination qui s'attacherait à une hérédité. Si le fait d'avoir les mêmes yeux bleus que son père ne pose guère de problème, en revanche hériter de son caractère, de ses défauts ou de ses tares peut constituer un lourd handicap que l'enfant doit assumer, limitant d'autant son libre arbitre. Il n'existe cependant aucune fatalité dans cette transmission, et nombre de génies ont eu des ascendances chargées. A l'inverse, de lourdes tares héréditaires ont conduit dans le passé à des théories et des pratiques d'eugénisme et aujourd'hui posent clairement le problème éthique de l'interruption volontaire de grossesse de fœtus malformés dépistés in utero par les examens d'imagerie et de biologie actuels. L'hérédité illustre donc clairement le lien entre le fait médical et la réflexion philosophique, voire métaphysique déterminant la décision lorsqu'un dilemme se pose.

Pendant longtemps en effet, la transmission familiale de maladies ou de malformations a été considérée comme une malédiction divine, jusqu'au début du XXe siècle, où, comme l'écrit Patrick Berche, *on s'aperçoit que l'espèce humaine est soumise aux mêmes lois de transmission de ses caractères héréditaires que celles décrites chez les petits pois par un obscur moine tchèque.* Cette découverte scientifique de Gregor Mendel soulève dans le même temps un problème ontologique majeur qui est celui de l'universalité de la nature, des végétaux, des animaux et des hommes, alors que la religion créditait l'homme d'une essence supérieure. La génétique, dont le nom fut proposé en 1906 par un botaniste, William Bateson, concerne aussi bien les naturalistes que les botanistes, les chercheurs fondamentalistes que les médecins. La génétique plonge au cœur de l'être, du vivant, et de ce fait impacte sa conception ontologique et les conséquences philosophiques, notamment éthiques, qui en découlent.

Les faits scientifiques qui relèvent de la génétique sont d'une extrême complexité si l'on considère que les 600 milliards de cellules d'un organisme sont programmées par 23.000 gènes, constitués de 3,25 milliards de paires de nucléotides. Cependant les gènes ne constituent que 1,5% du génome, les 98,5% restant représentent la *matière sombre du génome,* c'est à dire l'ADN non codant, dont on ignore largement le rôle. Le contrôle de l'expression des gènes demeure encore très mystérieux, en particulier l'influence de l'environnement reste à découvrir. L'un des paradoxes de la génétique est son universalité qui contraste avec la singularité de chaque individu, les combinaisons quasi infinies des constituants des gènes faisant de chaque organisme un être unique. Une autre particularité, qui doit inspirer de l'humilité aux hommes, est constituée des très faibles différences qui existent entre le génome humain et celui des animaux, même les organismes les plus primitifs. Le génome du chimpanzé est proche de celui de l'homme : la différence ne serait que de 1,5%, c'est-à-dire entre une et deux paires de bases de l'ADN sur cent. Cette constatation éclaire d'un jour particulier la théorie de l'évolution dont elle vient à l'appui, tout en sachant que nous ne descendons pas du chimpanzé mais que nous sommes probablement cousins. Les gènes peuvent être modifiés par mutations, par substitution, addition ou délétion de quelques nucléotides. Ces modifications peuvent concerner les cellules *somatiques*, pouvant être à l'origine de maladies, comme le cancer, ou les cellules *germinales*, à l'origine de maladies génétiques. De telles modifications peuvent aujourd'hui être réalisées dans un but thérapeutique ou préventif par résection de fragments de gènes, comme les télomères, ou réinsertion de fragments de gènes, constituant une *médecine de précision*.

Les principales étapes qui ont jalonné l'histoire de la génétique sont autant de *grands pas pour l'humanité*, marqués par la découverte des lois de l'hérédité par Mendel, celle de la double hélice de l'ADN par Watson et Crick et en 2003 par le séquençage du génome des êtres vivants, démontrant l'existence d'un code génétique universel et témoignant d'une surprenante parenté entre les espèces animales et végétales, que l'on retrouve dans des espèces vieilles de plus de cinq cents millions d'années. L'hérédité de l'Homme, dont la génétique est une des sciences et la paléontologie en est une autre, interroge sur la nature humaine. L'Homme fait partie d'une grande famille dont les ascendants sont les mêmes et dont les mécanismes de transmission du potentiel génétique sont identiques. Toute l'histoire de la paléontologie, depuis Aristote qui dénombrait 400 espèces d'animaux, jusqu'aux découvertes les plus récentes, tient dans la première phrase du livre de Pascal Picq, *Les origines de l'homme*, *L'odyssée de l'espèce : D'où vient l'homme ?* Une telle question interroge à la fois le scientifique et le philosophe. N'est-il qu'un animal parmi les autres ? A-t-il un statut spécial ? L'évolution est-elle le résultat d'une échelle qui s'élève jusqu'à l'homme ? L'homme n'est-il qu'une pièce du puzzle, de la mosaïque buissonnante où l'on s'égare à la recherche d'un ancêtre ou d'un chaînon manquant? Selon la réponse que l'on apporte à ces questions, on incline vers le créationnisme ou l'évolutionnisme.

La disposition des gènes, comme les facteurs de l'évolution des espèces conduisent à s'interroger comme les prix Nobel de Médecine 1965, André Lwoff, Jacques Monod sur *Le hasard et la nécessité* et François Jacob sur l'existence d'une *Logique du vivant.* Pour François Jacob, le vivant repose sur une *organisation* en systèmes allant des particules élémentaires de l'atome aux molécules, aux cellules, aux organismes. Un être vivant est un système de systèmes, le résultat de l'emboîtement de systèmes le long d'une échelle hiérarchique de structures. Tout être vivant est un système et toute modification d'une partie de ce système affecte l'ensemble. L'univers n'était qu'une juxtaposition de particules inertes jusqu'à ce qu'apparaisse une organisation en systèmes. L'évolution décrit les changements qui surviennent entre systèmes. Chez les organismes, *les effets du hasard sont aussitôt corrigés par les nécessités de l'adaptation, de la reproduction, de la sélection naturelle*, ce qui empêche de prédire statistiquement la survenue du hasard. La paléontologie permet difficilement, à partir de la découverte des fossiles, de remonter la filiation des espèces et leur évolution, mais rien ne permet de prédire quelle nouvelle structure émergera demain. L'hérédité aujourd'hui s'interprète en termes de code, de message et d'information, dont les chromosomes constituent le patrimoine héréditaire. Pour François Jacob, il n'y a aucune volonté créatrice à l'origine, aucune finalité du processus : *pour la génétique, l'être vivant représente l'exécution d'un programme, mais qu'aucune volonté n'a choisi, qu'aucune intelligence n'a conçu.*

Le livre de Jacques Monod, *Le hasard et la nécessité,* se présente en sous-titrage comme un essai philosophique, témoignant que pour le médecin chercheur, la philosophie n'est jamais très loin. Le titre de son ouvrage est emprunté à une citation attribuée, peut-être à tort, à Démocrite : *Tout ce qui existe dans l'Univers est le fruit du hasard et de la nécessité.* Ami intime d'Albert Camus, Jacques Monod rejoint dans sa philosophie celle de l'*absurde* qui naît de la confrontation du désir de l'homme de donner un sens à sa vie et l'absence de raison d'être et de but ultime du monde. Jacques Monod, au nom de la science, récuse toutes les philosophies, y compris le matérialisme dialectique, et toutes les religions qui voudraient donner du sens au monde et à la vie : *le hasard pur, le seul hasard, liberté absolue mais aveugle, à la racine du prodigieux de l'évolution, cette notion centrale de la biologie moderne n'est plus aujourd'hui une hypothèse, parmi d'autres possibles ou au moins concevables. Elle est la seule concevable, comme seule compatible avec les faits d'observation et d'expérience.*

Ce que nul n'aurait créé, l'homme aujourd'hui a acquis la capacité de le modifier par les techniques de *l'ingénierie génétique.* Les manipulations génétiques sont passées du domaine du phantasme à celui de la réalité. Laurent Alexandre souligne que le coût des enzymes qui permettent de modifier nos chromosomes a été divisé par 10.000 en 7 ans et qu'il est aujourd'hui de 12 dollars. Il devient aussi simple d'effectuer ces modifications que de rédiger un texte sous Word, raison pour laquelle on parle actuellement de *gene edicting.* Il semble donc illusoire de penser que les chercheurs s'abstiendront de toucher au génome. La conférence d'Asilomar réunie par Paul Berg en 1975 pour créer un moratoire s'est soldée par un échec. Les scientifiques n'ont aucune envie de prendre de tels engagements car ils savent qu'ils ne seraient pas respectés et qu'en le faisant ils s'interdiraient toute découverte. La possibilité de telles interventions qui touchent au cœur de l'être soulève de nombreuses interrogations philosophiques, ontologiques et nous le verrons, principalement éthiques. La possibilité de détecter le risque de maladie grave chez une personne ayant des antécédents familiaux a suscité évidemment des appétits commerciaux. Cependant la mise en évidence d'anomalies entraîne une probabilité qui peut être de l'ordre de 60 à 80%, comme les mutations BRCA-1 et BRCA-2 qui prédisposent au cancer du sein. Les données de la *médecine prédictive* n'ont d'intérêt que si elles débouchent sur une *médecine préventive*. Dans le cancer du sein c'est une indication claire de dépistage régulier systématique mais certains n'hésitent pas à préconiser la mastectomie bilatérale préventive. La découverte d'une maladie métabolique comme la phénylcétonurie permet, par la prescription dès la naissance, d'un régime adapté, riche en phénylalanine, de prévenir l'apparition d'un retard mental inéluctable sans traitement.

L'exploration du génome et des maladies génétiques ne peut être dissociée d'une approche éthique, philosophique et sociologique. Alors que les techniques d'ingénierie génétique ne cessent de progresser, leurs applications interrogent de plus en plus sur les risques d'une utilisation incontrôlée. Le clonage humain par des apprentis sorciers, le mythe de Faust d'une jeunesse éternelle, le fantasme d'une vie sans maladie, sans douleur, sans handicap semblent à portée de main. Ce que la science médicale et la biologie semblent capables de procurer dans les toutes prochaines années, la sagesse issue de la philosophie est-elle en mesure d'en assumer les risques et les dangers ?

L'HOMME NEURONAL
ET LA PHILOSOPHIE

La révolution des neurosciences bouleverse la philosophie en interrogeant directement l'homme sur la nature de ses pensées et de son esprit. J'ai un cerveau donc je suis. Le cerveau est mort, je ne suis plus. Le plus grand mystère de l'être humain est là dans cette bouillie blanchâtre support des sensations, des émotions, des mouvements, de la pensée. Jean-Pierre Changeux distingue trois évolutions qui déposent trois catégories de traces avec des échelles de temps différentes : l'évolution *génétique* à l'échelle des temps géologiques, l'évolution *épigénique,* individuelle, qui débute avant mais se développe surtout après la naissance, à mesure que s'accumulent les expériences quotidiennes, et l'évolution *culturelle,* avec l'acquisition du langage, de la mémoire, des connaissances et des règles morales, qui constitue une sorte de *milieu intérieur cérébral*. La réalité extérieure appréhendée par les sens est *reconstruite* en représentations internes qui composent une réalité intérieure modelée par les interférences émotionnelles et affectives.

Au cours de l'histoire, la représentation du cerveau a beaucoup changé depuis les tubes le reliant à la périphérie des membres selon Descartes, une centrale électrique véhiculant son courant le long de fils conducteurs, un ordinateur capable de multiples actions complexes, mais qu'est-il vraiment ? L'anatomiste, le cytologiste, le physiologiste livrent leur vision du cerveau conforme à leurs préoccupations de manière juxtaposée et parfaitement autonome. L'un décrit des circonvolutions, des ventricules, des méninges, des lobes cérébelleux... Le cytologiste distingue différents types de cellules, axones, astrocytes, cellules gliales… Le physiologiste étudie différentes aires reliées à des fonctions spécifiques, motrices, sensitives, auditives, olfactives, des centres vitaux régissant la circulation, la respiration, la régulation thermique… Le psychologue, convaincu que c'est là que cela se passe, parlera de fonctions cognitives, d'émotions… Dans la seconde partie du XXe siècle on en était encore là, un organe d'une grande complexité, très fragile, dont on savait à peu près ce qu'il faisait mais dont on n'avait pas idée de comment cela marchait. On enregistrait des courants électriques et l'on pensait que c'était le mode de fonctionnement. Le bonhomme fonctionnait sur piles comme le lapin « Duracell ». On pouvait même caractériser des anomalies à l'électroencéphalogramme et faire des diagnostics, au demeurant limités. La neurochimie, la neuropharmacologie, l'imagerie fonctionnelle du cerveau allaient permettre à la connaissance de faire des progrès considérables.

Avec son million de milliards de synapses à l'intérieur de la boite crânienne notre cerveau est d'une extrême complexité. Malgré les prodigieuses avancées de la neurobiologie nous sommes encore loin de connaître les mécanismes de notre mémoire, de notre pensée, mais ce que nous en savons suggère que ces propriétés du cerveau, qui constituent l'esprit humain, s'expliquent par le fonctionnement des cellules cérébrales, les neurones mais aussi les astrocytes trop longtemps oubliés. Les enregistrements de l'électrogénèse corticale, des potentiels évoqués visuels, auditifs et somesthésiques, représentent une approche objective, mais conséquence et non cause, du fonctionnement cérébral. La neurobiochimie, avec ses médiateurs et ses récepteurs spécifiques, les échanges ioniques transmembranaires, générateurs des potentiels d'action, activateurs du métabolisme intra cellulaire, rendent de mieux en mieux compte des phénomènes qui se déroulent dans le système nerveux. La synthèse de polypeptides de plus de trois cents acides aminés, telle la proopiomélanocortine, un nombre considérable d'enzymes aptes à en réaliser le clivage, dont les enképhalinases, les liens évidents entre activité neuronale et endocrinienne, qui s'expliquent par des précurseurs communs, tels les endorphines et l'ACTH, sont autant d'explications que de nouvelles interrogations. La corrélation entre les mouvements transmembranaires d'électrolytes et les différences de potentiel cellulaires induites relient chimie, physique et physiologie suivant des mécanismes ubiquitaires que l'on rencontre de façon similaire dans la contraction musculaire.

Ces mécanismes s'appliquent de façon relativement compréhensible et démontrable à la motricité et à la sensibilité, aux projections corticales des fonctions sensorielles, aux voies de la douleur et à la transformation des influx nociceptifs périphériques en douleur et souffrance au niveau cérébral. La mémoire et les émotions relèvent de mécanismes similaires, bien que déjà plus complexes dans leurs circuits, leurs localisations et leurs projections. Il n'y a pas de raison de penser que les fonctions cognitives les plus élaborées ne procèdent pas de mécanismes similaires. Les interconnexions neuronales, qui s'opèrent à très grande vitesse dans un système de jonctions discontinues par synapse, impliquent également ces dispositifs de médiateurs-récepteurs, passages ioniques transmembranaires et activations métaboliques cellulaires.

La reconnaissance de ces mécanismes biochimiques complexes à l'origine de l'activité cérébrale, y compris de ses fonctions cognitives, pose de nombreuses interrogations philosophiques majeures au médecin. Dans une vision purement matérialiste de la condition humaine, le lien de l'esprit au fonctionnement cérébral supprimerait toute espèce de dualisme entre l'esprit et/ou l'âme et le corps, dont la mort signifierait la disparition. La mort d'un homme est une bibliothèque qui brûle. Le médecin peut-il se résigner à voir l'homme, son intelligence, ses sentiments, son être, réduits à un misérable petit écheveau de connexions neuronales qu'un simple caillot peut détruire ? La médecine des affections du cerveau demeure encore balbutiante aussi bien en cas de destruction cérébrale que de dégénérescence du tissu nerveux. Des progrès dans la connaissance d'affections, comme la maladie d'Alzheimer, sont régulièrement annoncés, sans que des avancées thérapeutiques significatives soient obtenues. Une telle maladie, ôtant peu à peu à l'homme ce qui fait sa particularité parmi les vivants, comme les handicaps cérébraux majeurs, implique pour le médecin des interrogations éthiques et philosophiques. D'une manière générale, les problèmes liés au vieillissement, qu'il s'agisse de maladies, comme la dégénérescence maculaire liée à l'âge (DMLA), ou de la dépendance, posent des problèmes de société mais aussi philosophiques aux médecins qui prennent en charge les personnes âgées, qui toutes, à un âge plus ou moins avancé, souffrent de douleurs, de maladies, de handicaps.

La neurobiologie impose également de reconsidérer les *fondements naturels de l'éthique,* titre d'un ouvrage coopératif préfacé par Jean-Pierre Changeux. S'interroger sur les fondements naturels de l'éthique, c'est se poser la question de la nature humaine, quelles que soient les croyances et les options philosophiques qu'il faut mettre « entre parenthèses » pour s'en tenir à un « ascétisme de l'argument » comme le dit Paul Ricoeur. Il est nécessaire aujourd'hui, plus que jamais, de réaffirmer la distinction que faisait David Hume entre « ce qui est », la connaissance scientifique, et « ce qui doit être », l'élaboration d'une nouvelle éthique. Cette recherche ne peut cependant pas se faire *à l'écart de l'apport récent et immense des sciences humaines, de l'anthropologie, de l'histoire des cultures et du droit, de la psychologie et des neurosciences, du naturalisme évolutionniste*. Des nœuds nouveaux se sont créés entre ces disciplines. Les sciences cognitives offrent des éclairages singuliers, même si elles n'apportent pas de réponse directe et immédiate à ce jour aux questions d'éthique.

Le neurobiologiste ne fait que s'interroger, s'informer, susciter un débat argumenté, comme le fait le philosophe. Existe-t-il une éthique objective, sans autre fin qu'elle-même ou bien fait-elle partie de la vie et de l'histoire des sociétés humaines ? Du point de vue du psychologue, quel est le rôle de *maître cerveau sur son homme perché* dans ses comportements sociaux, dans l'évaluation des conséquences de ses actes ? Quelle est la part de l'inné et des comportements acquis dans les choix à incidence morale ? *Qu'est-ce qui fait que l'homme est l'homme ? Je constate qu'il y a sa culture d'une part et son génome de l'autre, c'est clair. Mais qu'elles sont les limites génétiques de la culture ? Nous n'en savons absolument rien* et Jacques Monod de conclure *Et c'est dommage, car celui-ci est le problème le plus passionnant, le plus fondamental qui soit.* Quelle est la marge de liberté que nous laissent nos gènes ? Tiennent-ils notre culture *en laisse* ? Le comportement social, dont les mécanismes sont ceux de la sélection naturelle et de l'évolution génétique, que l'on a appelé la *biogénèse de la socialité*, est le résultat d'une adaptation aux contraintes du milieu, faisant de l'éthique une fonction adaptative. Marc Kirsch, auteur de l'un des chapitres du livre sur les fondements naturels de l'éthique, écrit : *Le jugement éthique reposant sur des raisonnements mais aussi des émotions et des sentiments moraux produits par le cerveau, on ne peut le considérer comme totalement indépendant de la constitution et du fonctionnement de cet organe, dont il faut alors replacer la genèse dans une histoire évolutive propre à notre espèce.* Nos comportements éthiques ont leur source dans les processus cérébraux, évoluent avec leur maturation, et sont donc accessibles aux neurosciences. Une expérience est dans ce sens très révélatrice : des enfants, insensibles à la douleur, en raison d'une anomalie génétique des canaux calciques voltage-dépendants, présentent une activation de la zone du cortex cérébral où se situe l'empathie lorsqu'on leur présente des images de sujets souffrants. L'imagerie fonctionnelle, RMN, Pet Scan, a montré que des zones spécifiques du cortex s'illuminaient lors de la méditation.

Dans *La sagesse des Modernes,* André Comte-Sponville et Luc Ferry consacrent un chapitre de leurs échanges à *Neurobiologie et philosophie : y a-t-il des fondements naturels de l'éthique ?* en écho aux interrogations de Jean-Pierre Changeux. Leurs positions s'affrontent. Luc Ferry défend au départ une philosophie « transcendantale » versus un matérialisme « radical ». Il récuse une position comme celle de Michael Ruse lorsqu'il écrit : *l'éthique normative est simplement une adaptation mise en place par la sélection naturelle pour faire de nous des êtres sociaux* (en d'autres termes, altruistes). Cette vision abolit la spécificité de l'humain, car l'animal fait un avec la nature alors que l'Homme s'en distinguerait. Si pour la majorité des biologistes, l'éthique, au même titre que tous les comportements humains et les maladies mentales, relève d'anomalies génétiques, il importe de faire la part entre l'*inné* et l'*acquis*. Pour Axel Kahn, *parler d'un déterminisme génétique étroit d'un comportement humain n'a pas de sens (en raison de la complexité des actions en jeu),* mais il est non moins évident que tout réduire à l'acquis, comme dans la théorie du genre, est tout aussi stupide. Il a été démontré qu'un certain nombre de maladies mentales sont reliées à des anomalies génétiques, même si ces anomalies ne sont pas seules responsables de la symptomatologie observée.

André Comte-Sponville prend bien entendu le contre-pied de cette opinion, déniant non pas le côté naturel de l'éthique, mais la notion de « fondements ». *La morale n'a pas plus besoin d'être fondée que la musique, les mathématiques ..., qui sont tout aussi réelles, tout aussi naturelles, tout aussi culturelles, et dont l'absence de fondement n'a jamais empêché le développement ni annulé la valeur.* La morale n'a pas de fondements mais elle a des causes ou des origines. Vouloir fonder une morale sur la nature relève d'un « sophisme naturaliste », vouloir la fonder sur les sciences d'un « sophisme scientiste ». La nature ne connaît ni valeurs, ni devoirs, la science ne connaît que les faits. Qu'il n'y ait pas de pensée morale sans cerveau est évident, qu'il y ait *des prédispositions neurales à l'éthique,* est concevable mais alors sans négliger le rôle de l'environnement. L'Homme est un être naturel, capable d'évoluer mais aussi de se transformer lui-même en transformant son milieu et sa pensée. L'immanence naturelle est rompue par l'évolution, la liberté est au moins une marge d'indétermination caractéristique de l'espèce humaine.

On se serait plutôt attendu à ce que la phrase suivante soit d'Albert Camus, mais elle est de Jean-Paul Sartre : *L'homme est par quoi les valeurs arrivent dans le monde.*

LA SANTÉ, LA MALADIE, TRAITER OU PRENDRE SOIN ?

La santé, en tant que concept philosophique, relève de différentes interprétations. Une des conceptions les plus fréquemment citées est la célèbre phrase de Leriche : *la santé est la vie dans le silence des organes.* Cette conception purement passive, d'absence de maladie, est inexacte dans certains cas, comme dans celui du cancer où l'évolution se fait souvent à bas bruit, de façon asymptomatique, sans douleur, et malheureusement, lorsque les symptômes apparaissent l'évolution est parfois au-delà des possibilités thérapeutiques. Une autre approche philosophique est celle de Nietzsche, d'une victoire sur la maladie qu'il exprime lorsqu'il écrit : *ce qui ne me tue pas me rend plus fort.* L'exemple le plus convaincant est l'immunité acquise à la suite d'une infection grave à laquelle le patient a survécu. Ces définitions de la santé s'appliquent à des cas particuliers, alors que la vision uniciste, proposée par Canguilhem, consiste à dire que la santé et la maladie sont deux apparences du même pouvoir normatif de la vie. Cette vision unifiée de la santé et de la maladie en fait une même expression de la vie de l'individu. Une autre conception d'ordre socio-écologique est représentée par la définition donnée par l'OMS : *la santé est le bien-être de la personne dans son environnement.*

Ces différentes définitions correspondent à la philosophie occidentale, très différente des concepts orientaux. Ceux-ci dérivent des deux principes fondamentaux de la philosophie orientale, qui sont: *tout ce qui a un commencement a une fin* et *tout a son contraire*, que l'on retrouve figurés par le *tàiji tù* du Yin et du Yang, du taoïsme, et par le Tamasic, Rajasic, de la philosophie hindouiste. Partant de là, la santé apparait comme un équilibre harmonieux des forces vitales, et la maladie, comme une rupture de cet équilibre. Cette notion d'assimiler la santé à un équilibre et la maladie à une rupture ce cet équilibre se retrouve chez Hippocrate et sera reprise dans de nombreux textes de philosophie sur la médecine. D'autre part, une maladie naît, vit et meurt. Certaines maladies nouvelles apparaissent régulièrement et l'on évoque des mutations génétiques, comme celle des virus de la grippe qui changent d'une année à l'autre. D'autres sont sensibles aux variations climatiques : au Maroc les années pluvieuses favorisaient la survenue de paludisme, du fait de la stagnation de l'eau en surface, propice au batifolage des anophèles, et les années sèches, étaient des années à typhoïdes, l'eau croupissant au fond des puits, favorisant le développement des bactéries. La virulence d'une épidémie peut varier pour le même germe, certains choléras survenus lors de la guerre de Crimée étant d'évolution mortelle suraigüe en une journée, d'autres d'évolution plus lente ou plus bénigne. Enfin certaines maladies peuvent quasiment disparaître du fait de vaccinations de masse comme la variole, la poliomyélite, des résurgences restant possibles du fait des migrations ou de résistances microbiennes, comme la tuberculose.

Boorse, oppose point par point le concept de *disease* à celui d'*illness*. Sous le terme de *disease* il entend une pathologie, une observation, un modèle théorique, scientifique, normatif, qui relèvera d'un traitement, *cure*. A l'opposé, *illness* correspond à un état, un patient, ayant un caractère pratique, humain, naturaliste, qui nécessitera une prise en charge globale des soins, *care*. Le concept de *care* est une nouvelle approche philosophique, apparue aux USA autour de 1980, au départ d'inspiration féministe, en réaction contre un ultra libéralisme tendant à considérer le patient comme un cas, un objet ou un problème. La sollicitude, le *care,* est l'empathie en action. C'est une éthique ancrée simultanément dans la possibilité d'une réceptivité, d'une ouverture et d'une sensibilité. L'éthique de la sollicitude peut être comprise comme une phénoménologie du rapport de soin, d'attention, d'empathie entre soignants et soignés, aidants et aidés. Cette vision du soin a été accusée de sensiblerie, de retour en arrière sur des pratiques empiriques, éloignées de la science et de la technicité, alors que son objectif est d'instaurer des relations plus humaines entre le malade et le médecin. Alvan Feinstein s'en défend en disant : *Ce n'est pas en étant moins scientifiques que nous serons plus humains, mais en étant davantage et différemment scientifiques*. Cette optique médicale du *care* est la seule que nous retiendrons, nous abstenant de toute récupération politique.

L'humanité de la relation médecin-malade n'a pas suivi les progrès de la science et de la technicité de la médecine. Gabriel Marcel avait souligné la nécessité d'un supplément d'âme pour accompagner les progrès de la science. Ce que l'on constate fréquemment c'est que pour mieux agir sur la maladie, la médecine la dépersonnalise, la rend anonyme, étant indifférente à l'homme qu'elle affecte et qui s'en remet aux médecins. Médecin médiateur dans un grand centre hospitalier universitaire français, je constate dans ma pratique quotidienne le fossé qui s'est creusé entre le niveau élevé des connaissances scientifiques, de compétence technique et l'aptitude à la relation humaine des médecins de l'actuelle génération. Les patients et leurs familles se plaignent le plus souvent d'un manque d'écoute, de communication, ou de paroles et de conduites inadaptées. Une formation peut-être trop exclusivement tournée vers la science en serait la raison. Une formation médicale plus humaniste devrait inclure un large panel de disciplines incluant des sciences humaines, philosophie, éthique, histoire, des sciences sociales, anthropologie, psychologie, sociologie, et des arts, littérature, théâtre, cinéma et arts visuels incluant leur application à l'éducation et la pratique médicale. Monagle et Thomasma analysent l'apport de la littérature en ces termes : *Reconnaître l'importance de la littérature pour la médecine contribue à la promotion d'une nouvelle approche du questionnement éthique. Les médecins doivent connaître les principes de l'éthique médicale ; ils doivent aussi apprendre à appréhender la vie de leur patient dans toute sa complexité morale... L'éthique narrative met à disposition un genre de savoir...une appréhension puissante, concrète et riche de sentiments, de valeurs, de croyances et d'interprétations qui composent la personne malade.* La narration par Simone de Beauvoir de la manière dont elle a vécu la mort de sa mère devrait être pour tout médecin un objet de réflexion sur le ressenti d'une fin de vie par un proche.

La philosophie puise également son questionnement anthropologique dans la médecine. Cette réflexion va bien au-delà du recueil de données ethnographiques, mais plus concrètement s'interroge sur le corps de l'homme dans les domaines de la biologie, de la biomédecine et des neurosciences. Elle a pour but d'élucider les implications anthropologiques des avancées des connaissances médicales sur le fonctionnement du cerveau, les modes de procréation, les transplantations d'organes ou les implantations d'organes artificiels, les possibilités de clonage ou l'intervention sur le patrimoine génétique des individus.

La philosophie s'intéresse aussi du point de vue anthropologique à la condition humaine telle qu'elle ressort de la pratique des soins au malade. Un bref regard en arrière sur le vécu historique de certaines maladies interroge sur leur perception par la société. Du point de vue sociologique, la maladie apparait comme une *construction sociale*, une valeur ajoutée à l'*entité clinique*. Certaines maladies ont été considérées comme des *punitions divines* comme ce fut le cas des grandes épidémies de peste ou de choléra. D'autres, à connotation vénérienne, comme la syphilis ou le SIDA, ont été qualifiées de *honteuses* et l'opprobre jeté sur les malades, des classes sociales, des pays. D'autres maladies ont suscité la méfiance voire le mépris, en raison de leur contagiosité, comme la tuberculose, et très récemment encore le cancer, dont l'ignorance des causes nourrissait des phantasmes. Il était extrêmement difficile pour le médecin de faire abstraction de la psychologie d'une opinion publique toujours prête à condamner. Les peurs ancestrales sont toujours prêtes à resurgir face à la propagation d'épidémies telles Ebola ou la grippe aviaire. Si la médecine veut être une science de la personne humaine, elle doit chercher à comprendre le *sens* de la maladie et sa perception par le malade et la société qui l'entoure, en tant que *fait social*.

Notre époque occulte aussi bien la douleur que la mort. Il est devenu insupportable, obscène, indécent d'avoir mal. Une campagne de promotion de la prise en charge de la douleur par le Ministère de la Santé n'hésitait pas, il y a quelques années, à affirmer qu'il était à présent anormal de souffrir et que la douleur ne devait plus exister. Cela pouvait être interprété comme une confiance naïve dans l'efficacité des traitements antalgiques, mais sans doute aussi comme la volonté de faire croire que tout était devenu pour le mieux dans le meilleur des mondes médicaux. La douleur n'a plus aucune justification religieuse ou philosophique. Et pourtant, comme le disait Jean-François Deniau : *Toute douleur est angoisse et d'abord solitude. On ne partage pas le mal physique.*

Souffrance et douleur constituent un phénomène physique, psychique et existentiel global qui affecte l'être entier, pris comme un tout, corps et âme indissolublement liés. La mort est devenue également quelque chose qu'il faut cacher. La plupart des gens ne meurent plus à domicile mais dans des lieux médicalisés, aseptisés, avant d'être entreposés dans des funérariums et brûlés dans des crématoriums. La disparition des rites funéraires rend difficile la réalisation du deuil lorsque la tristesse de la séparation peine à s'exprimer.

Le questionnement philosophique de ce qu'est une *personne* est complexe, reste flou, malgré les incidences évidentes sur l'éthique professionnelle du médecin. Selon que l'on insiste sur la substantialisation de la personne, son « *être par soi* » ou sur son caractère relationnel, son « *être avec* » on aboutit à des conceptions éthiques divergentes, impliquant le statut de l'embryon, le clonage thérapeutique, l'interruption de grossesse, mais aussi l'arrêt des thérapeutiques actives, l'euthanasie ou le suicide assisté. Les éléments qui devraient permettre de décider de façon péremptoire sont eux-mêmes imprécis, comme les concepts de conscience, d'individu ou de sujet, selon que l'on considère le sujet de *droit*, ou le sujet *moral*. La science médicale n'est utile que pour définir des états objectifs, telle la mort cérébrale, qui repose sur des critères cliniques et paracliniques précis, alors que beaucoup d'autres, comme la folie, le handicap encéphalomoteur profond, le coma végétatif, laissent place à toutes les interprétations subjectives.

Les bouleversements récents de la science médicale doivent-ils conduire à un surcroît d'humanisme ou à une nouvelle conception de l'homme, un remodelage de l'humain, comme l'évoque Goffette, ou le conçoivent les transhumanistes ? De telles préoccupations se retrouvent dans la création en 1998 aux États-Unis d'une société l'*American Society for bioethics and humanities* et des recommandations officielles faites en France depuis 1993 d'introduire des sciences humaines et sociales au cours des trois premières années de médecine.

DE LA MORALE TRADITIONNELLE À LA BIOÉTHIQUE ACTUELLE

La morale traditionnelle, synonyme de l'éthique au cours de l'antiquité, connaît un développement en médecine depuis un demi-siècle sous l'appellation de *bioéthique* en relation avec l'émergence de la biomédecine, l'évolution des technosciences et les avancées de la recherche. Plus de six mille titres sont disponibles à la *Bioethics Research Library* de Georgetown. Cette évolution de la morale en éthique n'est pas seulement le résultat d'une réflexion philosophique mais peut-être plus encore un fait de société. Les preuves ne manquent pas pour démontrer l'influence de l'évolution des mœurs et de la société sur les changements profonds de l'éthique médicale. L'éthique actuelle apparait nettement à géométrie variable, en fonction des pays et de leur structure sociale, souvent conditionnée par un ancrage religieux traditionnel. Ainsi, l'euthanasie, le suicide assisté sont devenus autorisés en Belgique et en Suisse, alors qu'ils restent prohibés par la loi en France, générant même un *tourisme mortifère*. Cette variabilité dépend également du temps et de l'histoire politique, comme ce fut le cas pour l'avortement qui était considéré comme un crime, passible de poursuites judiciaires, et qui fait partie désormais des droits de la femme.

Paul Ricoeur, et bien d'autres avec lui, ont introduit une distinction très claire entre morale et éthique, alors même que les termes latin, *mores*, et grec, *ethos*, dont elles tirent leur origine, désignaient autrefois la même réalité. La morale fait référence à des normes absolues, universelles, impératives et inconditionnelles, sur la base de principes déontologiquement intangibles. L'éthique est relative, particulière, en évolution permanente, normative mais non impérative, indiquant comment il faut se comporter et conduisant à la sagesse et à une meilleure vie en termes, téléologiquement, de bien-être, de bonheur, de dignité et de raison. Gilles Barroux récuse la qualification de relative, même s'il admet que l'éthique échappe à une formulation absolue et abstraite, sur l'argument qu'elle est impossible à esquiver. Ricoeur, inspiré par Edmund Husserl et son maître Gabriel Marcel, désigne comme fondement de l'éthique l'égalité et la justice. En cela, il reprend la conception aristotélicienne de l'*Ethique à Nicomaque* pour caractériser l'objectif de l'éthique comme *la visée de la vie bonne, avec et pour autrui, dans des institutions justes.* Pour Aristote, l'éthique n'est pas décliner une idéologie et les règles que l'on peut en tirer mais *parachever la philosophie des choses humaines* que Pierre Aubenque intitule *La prudence chez Aristote.* L'éthique y apparait comme une pensée pratique, à l'articulation du principe et du réel. Lévinas, dans *Ethique et infini*, y ajoute une notion d'amour de l'autre, souffrant. Dans la tradition philosophique anglo-saxonne, une distinction est faite entre les prédicats moraux, qualifiés de *méta-éthique*, et des conceptions morales ayant un contenu réel, sous le terme d'*éthique substantielle.* C'est dire autrement ce que pense Ricoeur lorsqu'il dit *l'éthique vient se briser en deux sur la morale,* une éthique *antérieure*, basée sur les notions et les principes de la morale, et une éthique *postérieure*, qui vise à insérer ces normes dans des situations concrètes de la vie.

La notion de bioéthique est apparue dans les années soixante, et le terme a été prononcé pour la première fois en 1970 par Van Rensselaer Potter, qui définissait la bioéthique comme *la science de la survie.* Elle s'est développée en tant qu'éthique de la médecine et des sciences biologiques au cours de la décennie suivante. Elle est en permanente évolution sous les coups de boutoir des progrès scientifiques et technologiques et de ce fait devient indissociable de la médecine et de la science. Il serait vain cependant de considérer que *la philosophie de la médecine se loge toute entière dans la bioéthique*, comme le laisserait penser le titre du livre d'Engelhardt, *Philosophy of Medicine*, qui ne traite que de bioéthique. Elle implique, outre les médecins et les chercheurs, de nombreux acteurs, philosophes, juristes, sociologues, théologiens, politiques. L'interrogation méthodologique et épistémologique n'intervient pas seulement sur le rapport entre philosophie et médecine, mais plus largement entre philosophie et sciences humaines et sociales. L'émergence de la bioéthique est contemporaine des bouleversements sociaux et des revendications à l'autonomie de la personne. Alors que la morale traditionnelle prenait l'eau de toutes parts et semblait de moins en moins adaptée à la vie moderne, l'efflorescence de réflexions sur les droits de la personne à la libre disposition de son corps générait le besoin d'un cadre à l'expression de cette liberté aussi bien dans le domaine de l'éthique médicale, de la vie en société, de la justice et des lois. La pensée philosophique présente au sein du discours bioéthique ne se définit pas facilement, cependant Jean-Pierre Changeux considère trois *principes fondateurs* des comités d'éthique : le *consentement libre et éclairé* du patient, le *respect de la dignité de la personne* et le *respect de la dynamique du projet éthique* dès lors qu'il contribue au plus grand bien de l'humanité.

La génétique et la procréation sont parmi les domaines de la médecine où la bioéthique pose le plus de problèmes. Si la contraception n'a pas posé de problèmes moraux majeurs, en dehors de la sphère religieuse, c'est à la fois parce qu'il s'agissait d'une pratique « artisanale » ancienne et qu'elle intervenait en amont de la fécondation. Elle a cependant eu un impact sociétal majeur en libérant la femme de la menace de grossesses indésirées, en lui laissant le choix d'enfanter et en dissociant le plaisir charnel de la procréation. L'avortement a constitué un débat beaucoup plus violent qui n'est pas encore résolu dans tous les pays et se heurte encore à l'opposition de certaines classes de la société, même s'il parait improbable que l'on revienne sur sa légalisation dans un pays comme la France. Tout en reconnaissant sa légitimité, la loi en a strictement encadré la pratique.

D'autres pratiques de l'ingénierie génétique continuent à faire plus largement débat. Si le don de sperme bénéficie d'un consensus, il n'en est pas de même du don d'ovule qui nécessite une intervention non totalement dénuée de risque. De même la gestation pour autrui, ou maternité de substitution, connue sous l'appellation de « mère porteuse » ne fait pas l'unanimité, surtout si elle se fait au profit de couples homosexuels ou comporte une contrepartie financière. Les interventions sur l'embryon humain ont soulevé d'âpres discussions sur le fait qu'il s'agissait d'une *personne humaine potentielle* et à partir de quel moment il devait être considéré comme tel. Pour Platon, l'âme rejoint le corps à la naissance, pour Aristote au quarantième jour de gestation, pour d'autres l'embryon doit avoir des droits reconnus dès la fertilisation, à la nidation ou après la maturation du système nerveux, avec l'acquisition de la conscience et de la capacité à communiquer. Les possibilités de diagnostic in utéro ont ouvert un nouveau chapitre de l'éthique de l'embryon et du fœtus avec la possibilité d'interventions dans l'utérus ou par extraction et réimplantation, de suppression d'embryons surnuméraires en cas de grossesse multiple, et surtout l'élimination de fœtus malformés, handicapés ou même simplement à risque génétique. Pour beaucoup de médecins, c'est devenu une faute grave de mettre au monde sciemment un enfant taré. Le nombre d'enfants porteurs de tares dépistées in utero a déjà fait diminuer considérablement le nombre de gestations poursuivies à terme, de l'ordre de 80% pour la trisomie 21. Pour la femme, pour la famille, surgit un conflit éthique entre mettre un terme à la vie d'un fœtus malformé ou laisser naître un enfant dont la vie sera très pénible pour lui et pour ses proches.

A l'heure actuelle, certaines interventions demeurent prohibées telles que le clonage humain, la recherche sur l'embryon ou la gestation en vue de procurer des *pièces de rechange* ou des cellules souches dont le prélèvement n'est autorisé que sur des embryons surnuméraires. L'utilisation thérapeutique des cellules souches est une possibilité, comme dans la réparation du myocarde détruit par l'infarctus. La régénération est une capacité physiologique des tissus de l'organisme, qu'il s'agisse des cellules de la moelle osseuse ou des hépatocytes, capables de reconstituer un foie réséqué partiellement, jusqu'à une certaine limite. La philosophie de la régénération et ses futures applications posent deux ordres de problèmes : l'origine des cellules souches et l'utilisation qui peut en être faite en dehors de la récupération de tissus lésés.

Le droit français reconnaît à l'embryon et au fœtus le statut juridique inspiré de la « dignité de la vie humaine ». Des pratiques à grande échelle d'eugénisme par stérilisation de handicapés mentaux et de personnes à risque génétique ont été réalisées par des régimes totalitaires au mépris de toute considération morale. Le séquençage du génome humain avait ouvert l'appétit du lucre de certains laboratoires de recherche qui voyaient la possibilité de breveter une juteuse découverte. Pour y couper court, l'UNESCO a déclaré le 11 novembre 1997 que le génome humain est un patrimoine de l'humanité et ne peut pas faire l'objet d'une commercialisation.

Les interventions sur le corps humain ont fait l'objet depuis quelques années en France d'une règlementation fondée sur le consentement éclairé des patients et le respect de leur volonté, le cas échéant sous forme de directives anticipées. Le code de déontologie précise : *Le droit de la personne au respect de son intégrité physique oblige les médecins à recueillir le consentement du patient préalablement à l'accomplissement de tout acte médical.* Le principe d'autonomie du patient implique que son avis sur sa maladie et la conduite de son traitement prévaut sur le principe de bienveillance du médecin. On est passé d'une *éthique de conviction*, celle du médecin jugeant ce qui était le mieux pour le malade, à une *éthique de coresponsabilité*, dans laquelle le malade décide du traitement qui sera à lui faire sur la base des conseils éclairés du médecin ou mieux, d'un collège de médecins, suivant le principe des réunions de concertation pluridisciplinaires (RCP). La jurisprudence actuelle estime que tous les risques, même les plus exceptionnels, doivent être portés à la connaissance du patient de façon claire, simple et compréhensible, en prenant garde de ne pas générer une angoisse et un refus de traitement, sans toutefois masquer ou minimiser les risques. On a vu, au cours de ces dernières années, les notices contenues dans les boîtes de médicaments énumérer tous les effets secondaires et toutes les complications susceptibles de survenir.

Le devoir de vérité, en particulier l'annonce d'une mauvaise nouvelle, fait partie de l'éthique médicale. L'époque n'est plus où l'on pouvait cacher la vérité à un malade sur son état, avec la complicité plus ou moins avérée de ses proches. Le malade étant maître de sa décision doit pouvoir se décider en toute connaissance de cause, d'autant qu'en dehors du médecin, il a accès aujourd'hui à d'autres sources d'information, en particulier grâce à internet. Cette information doit lui être délivrée avec tact, dans un dialogue apaisé et constructif, afin qu'il puisse intégrer cette vérité dans sa vie et pouvoir l'assumer. La philosophie du médecin, qui est affaire aussi de psychologie et d'empathie, va à la rencontre d'une quête philosophique du malade d'autant plus prégnante qu'elle concerne son existence. Le médecin sera intimement mêlé à l'acceptation ou à la révolte du patient dans une relation intersubjective, *libre et humaine*.

Légalement la vente de sang, d'organes et de tissus est interdite par la plupart des pays, cependant des trafics existent et sont parfois mis au jour. Le don d'organe fait également l'objet de règlementation, notamment pour prendre en compte les refus. Le médecin doit le respect au corps d'un sujet en coma dépassé du fait de son appartenance à l'humanité, même si on ne peut plus le considérer comme une personne vivante. Rendre à la famille un corps présentable après un prélèvement d'organe relève de cette obligation éthique. Une désapprobation éthique peut coexister avec une règle déontologique ou une interdiction juridique, mais elle se place dans un ordre différent.

Les comportements éthiques ont également beaucoup évolué. La vie qui vaut la peine d'être préservée et maintenue, ce n'est pas la vie biologique, le fonctionnement des organes, mais la vie personnelle, la vie relationnelle et consciente, ce que Spinoza appelait « *une vie humaine, celle qui ne se définit pas uniquement par la circulation du sang et par les autres fonctions communes à tous les animaux mais essentiellement par la raison et par la vertu et la vie véritable de l'esprit* ». De nombreux débats, entérinés par des lois sur *la fin de vie*, comme la loi Léonetti, qui a déjà nécessité des réactualisations sous la pression de la société, ont abordé les problèmes et fixé des règles de conduite. Certaines sont de mieux en mieux comprises et acceptées par les familles, comme le refus d'acharnement thérapeutique et la prolongation déraisonnable de soins futiles. Cependant certaines familles ne parviennent pas à se résoudre à l'arrêt des thérapeutiques actives, voire invasives, source de problèmes éthiques pour les équipes soignantes. Le dilemme est particulièrement complexe lorsqu'il s'agit de patients en coma chronique, réduits à une vie végétative, notamment lorsque les membres de la famille sont divisés sur la conduite à tenir. En revanche, la loi française reste opposée à l'euthanasie et au suicide assisté, acceptés légalement dans d'autres pays comme les Pays-Bas qui les ont dépénalisés en 1994 et légalisés en 2001. L'alternative proposée consiste en soins palliatifs, destinés à apporter le maximum de confort au patient en fin de vie, un triste mot qui suggère qu'il n'y a plus d'attente, d'espérance, de désir. Cette notion est ancienne et Francis Bacon, en 1605, écrivait déjà : *apporter du secours pour faciliter et adoucir l'agonie et les souffrances de la mort* quand la maladie a été jugée désespérée. La définition qu'en a donnée la Société Française d'Accompagnement et de Soins Palliatifs en 1992 est : *Les soins palliatifs et l'accompagnement considèrent le malade comme un être vivant et sa mort comme un processus normal. Ils ne hâtent ni ne retardent le décès. Leur but est de préserver la meilleure qualité de vie possible jusqu'à la mort.* Cecily Saunders, qui les créa au Saint Christopher Hospital de Londres, disait : *Quand on ne peut plus rien pour la maladie, on peut encore beaucoup pour le malade.* Une sédation profonde en phase terminale, permettant d'éviter les affres de l'agonie, est éthiquement acceptable lorsqu'elle est volontaire, demandée par le patient, ou non volontaire, mais avec l'accord de la famille, lorsque le patient est incapable d'exprimer sa volonté.

L'expérimentation à visée thérapeutique ou de recherche fait désormais l'objet d'un encadrement très strict depuis la dénonciation dans les années soixante de publications non éthiques. En 1964, la Déclaration d'Helsinki, s'inspirant de la Déclaration des Droits de l'Homme, précisa les règles éthiques de l'expérimentation humaine. L'obligation éthique impérieuse et le sens moral du médecin, qui doit se plier à des règlementations de plus en plus contraignantes, ne suffisent pas. Outre une liste de personnes exclues de toute expérimentation, la participation à un essai clinique nécessite le choix volontaire et la liberté du sujet, la signature d'un consentement éclairé et la possibilité pour le patient de se retirer à tout moment de l'expérimentation. La constatation d'effets secondaires, l'apparition d'un risque ou l'absence d'efficacité en cours d'essai doivent entraîner son arrêt. Idéalement la participation à une expérimentation clinique devrait se faire sur la base du bénévolat et de la gratuité pour éviter une forme de commercialisation du corps humain. Il est cependant possible d'envisager un dédommagement de frais engagés par le patient, tels que ses déplacements, le temps perdu pour une activité salariée, mais une rémunération conduit à réserver les essais thérapeutiques à ceux qui ont besoin d'argent au bénéfice des plus riches. Ce qui peut paraître choquant au niveau individuel, le devient plus encore lorsque l'on constate la tendance de l'industrie à délocaliser les essais thérapeutiques vers des pays à faibles revenus pour échapper aux conditions contraignantes des pays développés.

Le vieillissement pose un problème d'éthique médicale qui va devenir de plus en plus prégnant avec l'allongement de la durée de vie qui est passée aux États-Unis, entre 1900 et 2000, de 48,3 à 74,2 pour les hommes, et de 46, 3 à 79,9 pour les femmes. Les causes de cet allongement sont multiples : chute de la mortalité maternelle et infantile, distance des grands conflits mondiaux meurtriers, amélioration des conditions de vie, d'alimentation et d'hygiène, progrès de la médecine, prévention des épidémies par les vaccinations… Corrélativement, la chute du nombre des naissances dans les pays développés entraîne une modification du ratio entre sujets jeunes et âgés, les actifs et les retraités, aux conséquences économiques et sociétales majeures.

Le processus de vieillissement demeure encore largement méconnu : prédispositions génétiques, environnement, hygiène de vie… Des altérations de la structure de l'ADN, en particulier des télomères, ont été évoquées à l'origine de la synthèse de protéines défectueuses et de la dégénérescence des cellules. Les limites de l'allongement de la durée de la vie tiennent surtout aux conditions du vieillissement : la qualité de la vie, grâce à la conservation des capacités physiques et des facultés intellectuelles, compatibles avec l'autonomie et le plaisir de vivre, est plus importante que sa durée. Toutefois, il est difficile de quantifier la qualité de vie, et ajuster l'espérance de vie en fonction d'un mode de calcul est-il compatible avec la dignité humaine ? La vie n'a pas de valeur en elle-même, c'est l'Homme qui donne sa valeur à la vie. Le temps viendra peut-être où le recul de l'âge de la retraite ne suffira plus à supporter la charge financière et sociétale d'un nombre croissant de grands vieillards, très consommateurs de soins. *L'allocation des ressources en matière de soins devient à un certain moment une question philosophique dès lors qu'elle implique un principe de justice à mettre en œuvre dans une cité*. L'éthique ne peut pas être indifférente au coût d'une décision thérapeutique. Qu'en devient-il alors de l'égalité des individus et de l'éthique du médecin ?

La pratique de l'éthique médicale, qui était initialement moins impérative que la morale, devient dans certains cas de plus en plus normative, même si ces normes sont appelées à changer régulièrement. Le respect de la personne individuelle et du vivant en général est une question philosophique à la fois intime et collective de la pratique médicale. Cependant il existe des différences considérables des droits reconnus à l'individu d'un pays à l'autre. Aux Etats-Unis c'est le principe de la primauté du principe constitutionnel du *droit à la vie privée* qui prédomine, alors qu'en France c'est le principe *des droits de l'homme, du respect de l'intégrité physique et de la dignité humaine* qui l'emporte. Le code de déontologie, dans sa version de 1995, stipule : *le médecin, au service de l'individu et de la santé publique, exerce sa mission dans le respect de la vie humaine de la personne et de sa dignité.* La pratique éthique a vu se créer en France le Comité consultatif national d'éthique en 1983 et depuis 1994 se multiplier des lois de bioéthique, des comités ou des espaces éthiques locaux appelés à formuler des avis sur des problèmes particuliers. Quels que soient la multiplication et les progrès de ces structures d'éthique, dont la mission est de concilier l'apport de connaissances nouvelles de la science avec le respect des droits de l'homme, le sens moral et la réflexion éthique personnelle du médecin doivent rester la base de sa pratique quotidienne.

ET DEMAIN, LE TRANSHUMANISME ?

A l'aide de ces sciences expérimentales actives, l'homme devient un inventeur de phénomènes, un véritable contremaître de la création ; et l'on ne saurait, sous ce rapport, assigner de limites à la puissance qu'il peut acquérir sur la nature, par les progrès futurs des sciences expérimentales.

Claude Bernard 1865

Le développement des technologies, en particulier de la robotique, des neurosciences et de la biotique, conduit à s'interroger sur le devenir de l'homme. Le *cogito*, qui faisait le propre de l'homme, devra être partagé avec les ordinateurs dotés de l'intelligence artificielle. Le Big Data qui se constitue, une fois analysé, maîtrisé et exploité, donnera des pouvoirs inouïs. La maîtrise de l'homme sur le savoir croîtra à mesure de sa dépendance des ordinateurs. La gestion de ces énormes potentialités est encore totalement du domaine de l'hypothèse ou de la science-fiction. Cependant, le nombre de prothèses implantables augmente de façon exponentielle. Les prothèses totales de hanche, de genou, sont passées dans la pratique courante et leur technologie continue à progresser, même si les dysfonctionnements après implantation, la persistance de douleurs, les nécessités de reprises doivent tempérer l'enthousiasme des post-humanistes.

Les transplantations d'organes qui ont connu leur âge d'or sont appelées à terme à céder le pas aux implantations de prothèses. Ainsi les transplantations cardiaques seront sans doute remplacées à plus ou moins long terme par des cœurs artificiels implantables dont Carmat est le prototype actuellement en cours d'essais cliniques. Le chemin risque cependant d'être long car si cette perspective semble prometteuse, avec la disparition du risque de rejet et de la nécessité d'un traitement immunosuppresseur prolongé, beaucoup de problèmes doivent encore être résolus. Le remplacement des organes usagés par différents types de prothèses transformerait l'homme progressivement en « cyborg » afin de lui conférer des capacités inouïes et lui apporter une longévité que certains transhumanistes verraient bien transformée en immortalité. Les films de science-fiction nous laissent entrevoir l'avènement de surhommes, bourrés de robotique, aux pièces interchangeables et dont les performances font rêver les états-majors militaires. A ce stade, les médecins devraient être remplacés par des mécaniciens spécialisés.

Plus raisonnablement dans le domaine des soins, de nouvelles technologies informatiques pourraient bouleverser le traitement des affections nerveuses en particulier post-traumatiques. L'implantation en 2004 d'un dispositif appelé « Brain Gate » dans le cerveau d'un jeune tétraplégique a permis de capter des influx nerveux permettent la réalisation de gestes, d'abord simples puis de plus en plus complexes. Plus récemment l'implantation de stimulateurs de nerfs chez des paralysés leur a rendu l'usage de leurs membres. Il y a quelques semaines la démonstration d'une reprise de la marche chez un paraplégique était obtenue expérimentalement par des stimulateurs de nerfs orchestrés à distance par des influx nerveux cérébraux. Il faudra certainement une dizaine d'années avant que ces technologies soient au point et disponibles en pratique médicale courante, cependant elles suscitent un espoir considérable chez des milliers de jeunes paralysés actuellement condamnés au fauteuil roulant.

Le dépassement des capacités intellectuelles de l'homme par les ordinateurs semble inéluctable à terme prévisible. D'ores et déjà, les capacités de mémoire des ordinateurs dépassent largement les possibilités humaines. Le développement de l'intelligence artificielle laisse à penser que les capacités de réflexion et de pensée des ordinateurs dépasseront également l'intelligence humaine. Dès à présent des ordinateurs sont capables de battre des champions d'échecs ou de go. Pendant un temps ils ont été programmés à envisager toutes les combinaisons existantes, mais il semble que maintenant un ordinateur est capable d'en inventer de nouvelles. Les étapes ultérieures d'acquisition de fonctions non seulement motrices, mais également cognitives et affectives ne sont plus impensables. Le *cogito* ne serait donc plus le propre de l'homme. L'implantation de microprocesseurs très miniaturisés, voire par l'injection de nanotubes, de composants électroniques extrêmement performants et sophistiqués, confèrerait au cerveau humain, voire animal, des capacités très supérieures à celles des individus les plus intelligents d'aujourd'hui.

Cette éventualité, qui devient techniquement envisageable, à échéance encore heureusement lointaine, suscite des conséquences éthiques et ontologiques importantes. Les interrogations qui existent aujourd'hui du fait des développements de l'ingénierie génétique vont devenir majeures dans un proche avenir. Les barrages mis en place par les comités d'éthiques ressemblent à ces digues prêtes à se rompre ou à être submergées. On voit mal les généticiens renoncer durablement à poursuivre des recherches qu'ils justifieront au nom de l'intérêt des individus, d'autant qu'ils seront soumis à une forte pression de demandes, certaines justifiées par un risque de transmission de maladie génétique, d'autres beaucoup moins, dans un but de callipédie, concernant le sexe, la couleur des yeux ou des cheveux d'un enfant à naître. Le clonage, accessible et réalisé chez l'animal, est interdit chez l'homme mais quel dictateur résisterait à l'envie de se constituer des cohortes de soldats d'élite ou de sujets dociles. Pour justifier des pratiques que les sociétés réprouvent, au nom de l'humanisme ou de la religion, les tenants de l'évolution invoquent une nouvelle échelle de valeurs en phase avec les évolutions technologiques, capable de libérer l'homme du carcan des interdits, pour lui ouvrir l'accès au bonheur et à la bonne vie. La santé deviendrait l'espoir d'une jeunesse éternelle, entamant une course vers l'immortalité, mais plus raisonnablement d'une *vie digne d'être vécue et de vieillir en restant pleinement maître de toutes ses facultés, repoussant l'âge de la décrépitude*.

Une autre technologie qui a déjà, et aura, des implications très importantes en médecine est constituée par les nanotechnologies. Les nanosciences et nanotechnologies, déjà largement appliquées dans les outils actuels de télécommunication, comportent de multiples applications en cours de développement dans de nombreux domaines : habillement, construction, alimentation et surtout la *nano médecine* et les *nano médicaments*. Dès 1959, Richard Feynman postulait l'idée que les principes de la physique permettraient de manipuler la matière à l'échelle nanométrique voire de l'atome, permettant la réalisation de nouvelles structures des atomes. Ces nouvelles structures seraient capables d'échanger des informations et des interactions avec leur environnement. La synthèse de molécules nanométriques réalisées en 1996 conduisait à la production de structures nanométriques à partir du carbone, les fullerènes et les nanotubes. Selon Jean-Marie Lehn, prix Nobel français de chimie, c'était *refaire ce que la vie a fait, mais à notre façon.*

La vie, c'est la création, disait Claude Bernard. Cette capacité créatrice, qui permet à l'homme de s'introduire au cœur de la matière, inaugure une nouvelle ère de son rapport à l'univers. Sans s'élever au rang de Dieu, l'homme joue les apprentis sorciers, car les conséquences de l'utilisation de ces nouvelles substances sont inconnues et loin d'être maîtrisées. Les applications médicales sont multiples, aussi bien dans le domaine du diagnostic, en particulier biologique, que thérapeutique, notamment des cancers. Les nanostructures permettent de transporter les médicaments jusque dans les noyaux cellulaires et d'accroître ainsi considérablement leur efficacité. Elles sont donc capables du meilleur, en ciblant les activités, et du pire, en induisant des effets mutagènes, cytotoxiques, cancérigènes. Certaines pourraient être neurotoxiques en passant la barrière encéphalique, responsables de pathologies type Alzheimer ou Parkinson. Les nanotubes de carbone, largement utilisés dans le textile et la construction, produisent chez l'animal d'expérience des lésions semblables à celles de l'amiante à type de cancers bronchiques et de mésothéliomes, susceptibles de constituer une véritable *bombe sanitaire à retardement.* Une opacité totale plane sur la sécurité sanitaire, malgré de nombreuses mises en garde émanant de scientifiques, en raison des énormes enjeux financiers que représentent cette recherche et ces développements. Des applications militaires révolutionnaires achèvent d'épaissir le brouillard qui les entoure.

Les gouvernements répugnent à appliquer le principe de précaution dans un domaine aussi stratégique pour l'économie sachant que, quoi qu'ils fassent, les nouvelles technologies arriveront. Seule l'Union européenne, qui refuse d'autre part le transhumanisme, applique le principe de précaution. La raison transcendantale est remplacée par une stratégie immanente. Certains scientifiques estiment également qu'il serait non éthique de les arrêter ou de les freiner du fait des améliorations que l'on peut en attendre dans le mode de vie, la santé et la nutrition. Cependant ces technologies n'impactent pas seulement l'économie mais aussi la société, le rapport de l'homme à son environnement et l'éthique. L'utilisation de ces technologies et de leurs risques est délibérément cachée, le *silence des nanos*, et les maîtres du jeu, les *seigneurs des nanos*, jouent sur l'inconscience et le caractère grégaire des populations. Or tout indique que plusieurs vagues technologiques vont se succéder avec la miniaturisation de l'électronique, le développement de nanomatériaux passifs, la création de produits réactifs, des assemblages de nanosystèmes aboutissant à la mise au point de nanorobots, enfin l'auto-construction et la réplication de nanosystèmes. Une troisième révolution industrielle est en route. Comme le souligne André Lebeau, *la descente de la technique vers les dimensions de l'atome, renouvelle entièrement sa relation au vivant*. Les nanotechnologies conduisent à penser de façon nouvelle les notions de frontière et d'opposition – entre le naturel et l'artificiel, l'objet et le sujet, le vivant et l'inerte – à la lumière de l'interdisciplinarité et de la convergence des savoirs et des compétences. Le développement exponentiel de la biologie synthétique, ouvrant l'ère *biolitique*, selon la loi de Rob Carlson, dépasse encore celle de Moore du doublement des capacités des ordinateurs tous les dix-huit mois. La chute vertigineuse des coûts des outils et la grande simplicité de cette *cuisine moléculaire* rendent la biologie synthétique accessible au plus grand nombre.

Les problèmes éthiques posés par les nanotechnologies sont d'autant plus complexes qu'elles inaugurent un nouveau monde et que leurs, conséquences sont totalement imprévisibles. Elles stimulent la réflexion épistémologique, métaphysique et éthique, et placent la liberté de la recherche en face de la responsabilité, de la prudence et des précautions. Cependant, pour Swierstra et Rip, il n'existe pas de nanoéthique spécifique, malgré un journal et un groupe qui s'y consacrent exclusivement, mais une éthique des Nouvelles Sciences et Technologies Emergentes (NEST) incluant le progrès et l'innovation. De même le cadre de l'éthique traditionnelle est élargi aux Aspects Ethiques, Légaux et Sociaux (ELSA) qui apparaissent étroitement intriqués. Un argument fréquemment utilisé pour apaiser les craintes éthiques est l'habituation. A la naissance de Louise Brown le premier « bébé éprouvette », l'opinion publique était divisée entre le miracle et la monstruosité. Aujourd'hui chacun s'accorde pour reconnaître l'intérêt de la fécondation in vitro pour les femmes souhaitant un enfant. Dans cet exemple, comme dans le cas des nanotechnologies, le risque peut venir de la *pente savonneuse* du fait d'extensions des applications. Des moratoires volontaires, comme celui qui fut instauré par les chercheurs eux-mêmes dans les recherches sur l'ADN recombinant en 1974, pourraient servir d'exemple. Au stade actuel, il n'est pas possible de savoir ce que de nouvelles nanotechnologies sont susceptibles d'apporter comme bénéfices ou d'effets indésirables inattendus.

POSTFACE

D'Aristote aux neurosciences, l'histoire des relations entre la médecine et la philosophie a évolué par étapes. Dans l'antiquité grecque, médecine et philosophie étaient indissociables, car complémentaires, la philosophie étant considérée comme la médecine de l'âme, conception que Karl Jaspers qualifie de *sacerdotale*. La pratique médicale resta ancrée pendant près de dix siècles dans l'aristotélisme et une tradition spéculative fondée sur la seule théorie, dénommée *médiévale* par Jaspers. Cette conception prévalut jusqu'au schisme entre la conception dualiste de Descartes et la pensée moniste de Spinoza. La science, qui avait été jusque-là sous l'étroite surveillance de l'Inquisition, allait prendre ses distances entre la médecine, qui émergeait en tant que science, et la philosophie, qui revendiquait son indépendance à l'époque des Lumières. Le changement de paradigme fut l'introduction de la médecine expérimentale qui inaugura la médecine scientifique moderne. La philosophie a fait un retour en force à l'époque contemporaine, principalement stimulée par les problèmes éthiques soulevés par les développements de la science médicale. Les progrès des connaissances dans le domaine des neurosciences remettent totalement en question les interrogations que l'on pouvait avoir sur la nature de l'homme et les mécanismes de sa pensée et de ses émotions. L'homme neuronal est-il l'aboutissement de la conception matérialiste de l'être humain ? Un nouvel humanisme, basé sur une réflexion philosophique, dégagée aussi bien du matérialisme que de la métaphysique, peut-il émerger ?

Spicker, qui s'interroge sur l'avenir de la philosophie en médecine, évoque une série d'hypothèses : la philosophie va arriver à son terme, elle va se transformer en bioéthique, se diviser en philosophie de la médecine et bioéthique, se codifier en loi positive, être remplacée par une préoccupation vis-à-vis de la technologie et des sciences biomédicales, s'identifier à des projets de sociologie médicale et d'anthropologie, ou refléter une combinaison de toutes les hypothèses avancées ? Le retard de la philosophie et de la bioéthique sur le développement des technologies s'accentue et l'on peut craindre qu'à un moment le découplage soit consommé. Le transhumanisme n'est pas un nouvel humanisme mais une disparition de l'humanisme. Tous les livres de science-fiction ont en commun une deshumanisation du système social et un recul de la pensée intellectuelle face à la technologie qui a pris le pouvoir de façon totalitaire.

Une symbiose majeure entre pensée médicale et philosophie s'est constituée dès l'antiquité, s'est poursuivie jusqu'au XVIIIe siècle et persiste encore aujourd'hui dans des conceptions de médecine naturelle, écologique, qui ont leurs adeptes. Dans cette optique naturaliste, la médecine est un art qui seconde la nature et s'en inspire pour promouvoir une hygiène de vie et une diététique basée sur les aliments « bio » produits par la nature, préservés de manipulations artificielles. Ces prescriptions visent à assurer la santé à travers une médecine préventive plutôt que d'avoir à traiter la maladie, mais la médecine est aussi curative. La Condamine résume le dilemme : *La nature nous décimait, l'art nous millésime.*

Parmi les nombreuses interrogations qui se posent encore de nos jours au médecin, demeure celle de savoir s'il faut laisser la nature suivre son cours ou intervenir. Humoristiquement on dit qu'une grippe guérit spontanément sans traitement en une semaine, tandis qu'elle évolue favorablement sous traitement en huit jours.

Cependant, au nom de quel droit s'en remettre à la nature ? Les nombreux effets secondaires des traitements sont autant de dommages collatéraux qui justifient le principe hippocratique fondamental du *Primum non nocere*. Le droit reconnu au malade de décider de son traitement pose parfois de très difficiles cas de conscience au médecin quand il est confronté, par exemple, à un refus de la transfusion devant un état d'anémie aiguë. De telles situations peuvent se terminer tragiquement, mais il faut reconnaître également que ce problème a suscité une réflexion qui a conduit à rechercher des alternatives, en particulier l'usage de substituts et le recours à l'autotransfusion et à l'hémodilution intentionnelle.

Bien que les progrès de la médecine en aient réduit considérablement la portée, agir dans l'incertitude est encore souvent inhérent à la condition du médecin. Les rapports entre les certitudes et les incertitudes du médecin ont certes beaucoup évolué entre les réflexions de Descartes, au XVIIe siècle et la raison probabiliste de Condorcet à la fin du XVIIIe siècle. Gilles Barroux observe qu'*un déplacement du vrai comme certitude – vérités dogmatiques ou métaphysiques – au vrai comme probable traverse ainsi le champ de la médecine*. John Locke, dans son *Essai philosophique concernant l'entendement humain,* renvoyait davantage à la probabilité qu'à la certitude d'un savoir, pourvu qu'il permît l'efficacité. Les moyens d'investigation paracliniques de plus en plus sophistiqués apportent de plus en plus souvent des arguments irréfutables, mais la certitude n'est pas toujours au rendez-vous du diagnostic, et encore moins du pronostic. A la fin, il y a toujours un moment où le médecin, face à son patient, se doit de décider. La pratique moderne tente de limiter l'incertitude du médecin isolé par une mise en commun d'expériences, au sein d'une structure de *délibération*, appelée Réunion de Concertation Pluridisciplinaire. La médecine n'est toujours pas une science exacte. Quel est donc le degré d'incertitude acceptable en médecine ?

La relation médecin-malade comporte une dissymétrie, où le médecin représente le savoir, fait d'expérience, de connaissances scientifiques, et de la capacité d'analyser des données cliniques et des résultats d'examens complémentaires, alors que le malade sait ce qu'il ressent et qu'il tente d'exprimer, parfois sous la forme de peur. *Nemo tam pavidus debet esse quin mortem metuat* dit le stoïcien, mais la peur imprègne l'univers de la pathologie et apaiser les peurs est une des composantes essentielles de la relation médecin malade. Elle s'exprime parfois par des mots ou des manifestations physiologiques, pâleur, tachycardie, sueurs, oppression, mais plus souvent elle demeure cachée et il faut toute la psychologie du médecin pour la deviner et rassurer. De plus, il y a une différence entre *être malade* et *se sentir malade,* la peur pouvant à elle seule constituer la maladie, comme dans l'hypocondrie, et le médecin doit alors exercer sa sagacité pour faire la part des choses. Cette dissymétrie entre un médecin, dépositaire de l'expérience et de la sérénité, et un malade, ignorant et craintif, est susceptible d'engendrer des malentendus relationnels auxquels mon expérience de médecin médiateur m'a souvent confronté.

On est passé de l'appellation de *malade* qui est l'*état* vécu par une personne avec son ressenti, sa perception, son expérience, au *statut* de *patient,* apparu au XVIIIe siècle, caractérisant une relation. Aujourd'hui, comme le souligne Jacqueline Lagrée, *l'administration hospitalière, tout en ayant réalisé une charte du patient hospitalisé en 1995, a tendance à parler de l'« usager » de l'hôpital, quand ce n'est pas du « client », ce qui a pour réciproque de considérer les soignants comme des « prestataires de service » ce qui n'est pas anodin.* Plus que l'évolution de termes il s'agit d'une véritable *métamorphose culturelle*.

Le médecin a été et est encore aujourd'hui un philosophe, parce que la médecine est un métier tragique, par sa confrontation à la souffrance, à la maladie et à la mort. Karl Jaspers analyse en ces termes cette tragédie : *En exerçant le médecin s'instruit. Il découvre les limites de l'homme, son impuissance, ses souffrances infinies. Il constate les maladies mentales, cette réalité terrible qui fait partie de notre sort d'hommes. Chaque jour il se retrouve face à la mort.* La médecine est un métier éthique, car son objet est un sujet, et parce que la médecine est un métier tragique, où le médecin est seul face à ses responsabilités. La médecine a donc besoin de la philosophie du fait qu'elle interroge sur la valeur et la signification de l'existence humaine, sur la vie et la mort, qui sont les deux problèmes ontologiques les plus cruciaux. L'un des plus importants dilemmes de la médecine est d'être face à une maladie et face à un malade, d'écouter ce que dit la science et ce que dit la personne. Lorsqu'une opposition se manifeste entre les deux discours, interviennent les notions d'incertitude, de délibération et de consentement quand il faut décider. L'activité médicale repose sur deux piliers : d'une part la connaissance scientifique et le savoir-faire, la technique médicale, d'autre part la philosophie humaniste, et sa composante éthique. Le jour où la technicité aurait bouté la philosophie hors de la médecine, il serait à craindre qu'il n'y ait plus de médecine.

BIBLIOGRAPHIE

Aristote. Ethique à Nicomaque. Vrin Edit, 1994

Aucante V. La philosophie médicale de Descartes. PUF, Paris, 2006

Aubenque P. La prudence chez Aristote. PUF, 1986

Balint M. Le médecin, son malade et la maladie. PUF, 1960

Barroux G. Les sources médicales de la connaissance de l'homme. L'Harmattan, 2016

Bartlett E. Essay on the philosophy of medical science. Lea and Blanchard, Philadelphia, 1844

Beauvoir (de) S. Une mort très douce. Paris, Gallimard, 1964

Berche P. Le fragile empire des gènes. Editions Docis, 2016

Bergson H. L'évolution créatrice, Paris, 1907

Bergson H. La philosophie de Claude Bernard. PUF, Paris, 2012

Bernard C. Introduction to the study of experimental medicine, Translated by H C Green, New York, Dover, 1957

Bernard C. Introduction à la médecine expérimentale. Flammarion, 2013

Bichat X.M. F. Recherches physiologiques sur la vie et la mort, Paris, 1800

Boèce. Consolation de la philosophie. Librairie générale française, 2008

Boenink M. Molecular medicine and concepts of disease: the ethical and conceptual analysis of emerging biomedical technologies. Medicine, health care and philosophy. 2010;13:11-23

Boorse C. On the distinction between disease and illness. Philosophy and public affairs. 1975;5:49-68

Boorse C. Health as a theoretical concept. Philosophy of science. 1977;44:542-573

Braunstein J.F., Histoire et philosophie de la médecine. Archives de philosophie 2010;73:579-583

Brugère F. L'éthique du "Care". PUF, Que sais-je? 2013

Cabanis P.J.G. Du degré de certitude de la médecine. F. Didot, Paris, 1798

Canguilhem G. La santé : concept vulgaire et question philosophique. Edit. Sables, 1990

Canguilhem G. Etudes d'histoire et de philosophie des sciences concernant les vivants et la vie. Vrin, Paris, 1994

Canguilhem G. Writings on medicine. Fordham Univesity Press, 2012

Canguilhem G. Le normal et le pathologique. PUF, Edition Quadrige, 2013

Caplan A L. Does the philosophy of medicine exist? Theor Med 1992;13:67-77

Celse A.C. Traité de la médecine. Trad. de Henri Ninnin, A Delalain, Paris, 1821

Changeux J.P. L'homme neuronal. Fayard Edit., Paris, 1983

Changeux J.P. Fondements naturels de l'éthique. Odile Jacob, Paris, 1993

Changeux J.P., Ricoeur P. La nature et la règle. Ce qui nous fait penser. Odile Jacob, Sciences, 1998

Changeux J.P., Ricoeur P. What makes us to think? A neuroscientist and a philosopher argue about ethics, human nature and the brain. Princeton University Press, 2002

Charlesworth M. Life, genes and ethics. Boyer lectures. 1989

Charlesworth M. Bioethics and the limits of philosophy. Monash bioethics review. 2014;9:9-25

Cheng F. Cinq méditations sur la mort, autrement dit sur la vie. Albin Michel Edit, Paris, 2013

Cheng F. De l'âme. Albin Michel Edit, Paris, 2016

Comte-Sponville A., Ferry L. La sagesse des modernes. Robert Laffont, 1998

Comte-Sponville A. Philosophie et médecine. Rev Med Intern 1999;20:1135-43

Cooper R. Disease. Stud. Hist. Phil. Biol. & Biomed. Sci. 2002;33:263-282

Dagognet F. Pour une philosophie de la maladie. Edit.Textuel, Paris, 1996

Damasio A.R. Spinoza avait raison. Joie et tristesse, le cerveau des émotions. Odile Jacob, Sciences, 2005

Damasio A.R. L'erreur de Descartes. Odile Jacob, Sciences, 2010

Daremberg C.V. Œuvres anatomiques, physiologiques et médicales de Galien. J.B. Baillière Edit. 1854

Daremberg C.V. Galien considéré comme philosophe. Imp. Fain et Thunot, Paris, 1848

Debray R. Allons aux faits. Croyances historiques, réalités religieuses. Gallimard, France Culture, 2016

Descartes R. Le discours de la méthode. J'ai Lu. Librio philosophie. 2013

Dewhurst K. John Locke, 1632-1704, physician and philosopher. London, Wellcome Historical Medical Library, 1963

Distelzweig P, Goldberg B, Ragland E R (Eds) Early modern medicine and natural philosophy. Springer, History, philosophy and theory of life sciences, Volume 14 2016

Dupuis M. Le soin une philosophie. Seli Arslan, Paris, 2013

Dupuis M. Philosophie et anthropologie du corps : cours introductif pour la formation aux métiers du soin et de la santé. Seli Arslan, 2015

Engelhardt H.T. The philosophy of medicine. Kluwer Academic Pub. 2000

Fagot-Largeault A. Médecine et philosophie. PUF, Paris, 2010

Fagot-Largeault A. et coll. Philosophie et médecine. En hommage à Georges Canguilhem. Vrin Edit. Paris 2008

Fleck L. Genèse et développement d'un fait scientifique.1934, Les Belles Lettres, Paris, 2005

Foucault M. Savoir et pouvoir de la médecine. L'Harmattan, 2006

Foucault M. Naissance de la clinique. PUF, Edit. Quadrige, 2015

Gadamer H.G. Philosophie de la santé. Grasset, Paris, 1998

Gaille M. La valeur de la vie. Les belles lettres, 2010

Gaille M. Philosophie de la médecine. Frontière, savoir, clinique. Vrin Edit. 2011

Gifford F. Philosophy of medicine. Elsevier 2011

Giroux E. Après Canguilhem : définir la santé et la maladie. Presses Universitaires de France, PUF, 2010

Giroux E., Lemoine M. Philosophie de la médecine. Santé, maladie, pathologie. Vrin Edit., Paris, 2012

Goffette J. Naissance de l'anthropotechnie. De la médecine au modelage de l'humain. Paris, Vrin Edit., 2006

Grmek M. D. La première révolution biologique. Payot, Paris, 1990

Halpern B. Concepts philosophiques de Claude Bernard d'après l'*Introduction à l'étude de la médecine expérimentale.* Revue d'histoire des sciences, 1966;19:97-114

Harris J.M. Bioethics, Oxford, Oxford University Press, 2004

Held V. The ethics of care. Oxford University Press, 2006

Henry M. Philosophie et phénoménologie du corps. PUF, Epiméthée, 2011

Hill A.B. The philosophy of the clinical trial. Statistical methods in clinical and preventive medicine. Livingstone, 1962

Hippocrate, Traité du médecin, dans Recherches historiques sur l'origine du Traité du Médecin, Pétrequin J.E. ,1847

Hippocrate, Œuvres complètes, Jouanna J. Les Belles Lettres, Paris, 2003

Hofmann B. Toward a procedure for integrating moral issues in health technology assessment. International Journal of Technology Assessment in Health Care. 2005;21:312-18

Jacob F. La logique du vivant. Une histoire de l'hérédité. Gallimard, 1976

Jaeger W. Paideia, the ideals of greek culture. Oxford University Press, New York, 1986

Janssen T. La maladie a-t-elle un sens? Enquête au-delà des croyances. Fayard, Paris, 2008

Jaspers K. Essais philosophiques, philosophie et problèmes de notre temps. Payot, Paris, 1970

Jonas H. Technik, Medizin und Ethik. Insel Verlag, 1985

Jonas H, Engelhardt H T. Aux fondements d'une éthique contemporaine. Vrin Edit., 2002

Kant E. Ecrits sur le corps et l'esprit. Flammarion, Paris, 2007

Kemp P. and Rendtorff J.D. Basic ethical principles in European bioethics and biolaw, 2000

Khushf G. An agenda for future debate on concepts of health and disease. Medicine, health care and philosophy. 2007;10:19-27

Kurzweil R. The singularity is near. New York, Viking Books, 2005

Lad V.D. Textbook of Ayurveda: fundamental principles of Ayurveda. Albuquerque, NM : Ayurvedic Press, 2002

Lagrée J. Le médecin, le malade et le philosophe. Bayard Edit. Paris, 2002

Lecourt D. Dictionnaire de la pensée médicale. PUF Edit. Paris, 2004

Lefebvre P. Descartes et la médecine. Chirurgie 1998;123:507-14

Leriche R. Philosophie de la chirurgie. Flammarion, 1951

Littré E. Œuvres complètes d'Hippocrate. Réédition de 1839-1861, Nabu Press, 2012

Locke J. Essai philosophique concernant l'entendement humain. Vrin Edit. Paris, 2000

Lombard J. Ethique médicale et philosophie. L'apport de l'antiquité. L'Harmattan Edit. 2009

Lombard J. La pratique, le discours et la règle. Hippocrate et l'institution de la médecine, L'Harmattan Edit. 2016

Malherbe J F. Pour une éthique de la médecine. Editions Catalyses. 1997

Malherbe J F. Sujet de vie ou objet de soins ? Introduction à la pratique de l'éthique clinique. Editions Fides 2007

Marcel G. L'être et l'avoir. Collection philosophie de l'esprit. Fernand Aubier, Paris, 1935

Margolis J. The concept of disease. Journal of Medicine and philosophy. 1976;1:338-55

Merchant J. Bioéthique, sciences et philosophie. Implications philosophiques 2014;pp 1-82

Misrahi R. Spinoza. Entrelacs Edit. Paris 2011

Monagle J.F., Thomasma D.C. Literature and medicine: contributions to medical practice. Health Care Ethics, Critical issues for the 21st century, Aspen Publishers, 1998

Monod J. Le hasard et la nécessité. Essai sur la philosophie naturelle de la biologie moderne. Editions du Seuil, 1970

Nordenfelt L. The logic of health concepts. In G. Khushf, Handbook of bioethics, Springer Edit. 2004

Nordenfelt L. The concept of health and illness revisited. Medicine, health care and philosophy, 2007; 10: 5-10

Ohsawa G. La philosophie de la médecine d'Extrême Orient. Le livre du Jugement Suprême. Librairie philosophique J. Vrin, Edit., Paris, 1997

O'Neil O. Autonomy and trust in bioethics. Cambridge, Cambridge University Press, 2002

Onfray M. Cosmos. Vers une sagesse sans morale. Flammarion Edit. 2015

Pellegrino E.D., Thomasma D.C. Philosophical basis of medical practice: toward a philosophy and ethic of the healing professions. New York, Oxford University Press, 1981

Picq P. Les origines de l'homme. L'odyssée de l'espèce. Editions du Seuil, Point, 2014

Pierron J.P. Introduction à l'herméneutique médicale. Le cercle herméneutique, 2011

Pole S. Ayurvedic medicine: the principles of traditional practice. Elsevier, Philadelphia, 2006

Potter V.R. Bioethics: bridge to the future. Englewood Cliffs, 1971

Ramsey P. The patient as person: explorations in medical ethics. New Haven, Yale Univesity Press, 1974

Reich W.T. Encyclopedia of bioethics, New York, 1978

Ricoeur P. Soi-même comme un autre. Paris, Le Seuil, 1990

Rukriglova D. L'affinité entre la philosophie et la médecine chez Maïmonide. Yod. Revue des études hébraïques et juives. 2010;15:93-113

Scherpereel P. Evolution de l'anthropologie de la douleur. In: La douleur chronique, Beaulieu P. Presses de l'Université de Montréal, 2011

Scherpereel P. Tout a son contraire. TheBookEdition, 2014

Scherpereel P. Aujourd'hui c'est déjà demain. TheBookEdition, 2015

Scherpereel P. Pietro d'Abano, L'Harmattan, Paris, 2016

Sertillanges A.D. La philosophie de Claude Bernard. Aubier. Edit. Montaigne, Paris, 1944

Spicker S.F. The Live-Body as catalytic agent: reaction at the interface of medicine and philosophy. In Engelhardt H T and Spicker S F Eds. Evaluation and explanation in biomedical sciences. Dordrecht, 1975 pp181-204

Stempsey W.E. Philosophy of medicine is what philosophers of medicine do. Perspect. Biol. Med. 2008;51:379-91

Stempsey W.E. Hope for health and health care. Med. Health Care Philos. 2015;18:41-9

Svenaeus F. The hermeneutics of medicine and the phenomenology of health. Steps toward a philosophy of medical practice. Kluwer Academic Pub. 2000

Swierstra T., Rip A. Nano-ethics as NEST-ethics: patterns of moral argumentation about New and Emerging Science and Technology. Nano Ethics 2007;1:3-20

Ten Have H.A.M.J., Van der Arend A. Philosophy of medicine in the Netherlands. Theor Med 1985;61-42

Ten Have H.A.M.J., Bergsma J.J., Broekman J. The philosophical foundations of medical practice. Theor Med 1987;8:99-103

Ten Have H.A.M.J. The anthropological tradition in the philosophy of medicine. Theor Med 1995;16:3-14

Todorov T. Médecine, santé et sciences humaines. Les belles lettres Edit. 2011

Toulmin S. How medicine saved the life of ethics. Perspectives in biology and medicine. 1982;25:736-750

Tronto J. Moral boundaries. A political argument for an ethic of care. New York, London, Routledge, 1993

Unschuld P.U. Medicine in China: a history of ideas. Berkeley, CA, University of California Press, 2010

Vandersteen W, Thung P J. Faces of Medicine: a philosophical study. Kluwer Edit. 1988

Vos R., Willems D.L. Technology in medicine: ontology, epistemology, ethics and social philosophy at the crossroads. Theoretical Medicine and Bioethics. 2000;21:1-7

Wolff F. Notre humanité : d'Aristote aux neurosciences. Fayard, Histoire de la pensée. 2010

Zaner R.M. Conversations on the edge. Narrative of ethics and illness. Washington D.C., Georgetown University Press, 2004

TABLE

Santé et Médecine
aux éditions L'Harmattan

Dernières parutions

PAPYRUS MÉDICAL EDWIN SMITH
Chirurgie et magie en Égypte antique
Resche François - Préface d'Alessandro Roccati
Acheté à Louxor en 1862 et conservé à New York, ce papyrus n'a été traduit qu'en 1930. Copié vers 1550 avant J.-C., il décrit 48 cas de blessures, fractures, tumeurs ainsi que leur traitement. Il ne se contente pas de nommer le cerveau pour la première fois, il en précise les fonctions. Voici le plus ancien document «chirurgical» connu aujourd'hui. Ce travail propose aussi un apprentissage initiatique des hiéroglyphes accessible à tous, à partir des connaissances actualisées relatives à l'égyptologie.
(Coll. Médecine à travers les siècles, 65.00 euros, 490 p., Illustré en couleur)
ISBN : 978-2-343-08724-5, ISBN EBOOK : 978-2-14-001536-6

AIDANTS, LIENS FAMILIAUX ET MALADIE D'ALZHEIMER
Clinique et psychopathologie de la relation d'aide
Pierron-Robinet Géraldine - Préface de Pierre Charazac
L'aidant familial incarne un nouvel acteur de santé, incontournable dans le maintien à domicile de son proche malade Alzheimer. Pourtant les enjeux psychiques de la relation d'aide restent mal connus. Comment les familles vivent-elles l'évolution de la maladie d'Alzheimer de leur proche, qui bouleverse leurs relations antérieures ? Quelles sont les incidences des pertes sur les liens du couple et de la fratrie ? Et pourquoi les aidants restent-ils réticents à demander de l'aide face à la dépendance ? En s'appuyant sur le vécu des familles accompagnant un proche malade Alzheimer, cet ouvrage analyse les facteurs affectifs en jeu dans la relation d'aide.
(36.00 euros, 358 p.)
ISBN : 978-2-343-09097-9, ISBN EBOOK : 978-2-14-001550-2

SUISSE - FRANCE
Regards croisés sur les pratiques d'accompagnement de la fin de vie
Erard Véronique
Comment accompagner dignement la fin de vie ? Cette question a amené l'auteure à conduire une multitude d'interviews et à recueillir de nombreux témoignages d'acteurs de la santé, de bénévoles, de patients et de leurs proches, essentiellement en France et en Suisse. Le tableau qu'elle dresse de l'ensemble des pratiques actuelles modifie profondément notre vision de l'accompagnement

de la fin de vie. L'auteure aborde ici en détail les enjeux éthiques posés par les pratiques actuelles des soins palliatifs, du suicide assisté et de la prise en charge de la douleur.
(20.00 euros, 218 p.)
ISBN : 978-2-343-09535-6, ISBN EBOOK : 978-2-14-001327-0

L'ACCÈS UNIVERSEL AUX MÉDICAMENTS ET LES ADPIC (1994-2014)
Cheong Chi Mo Jeremy
Vingt ans après la ratification de l'Accord des Aspects des Droits de la Propriété Intellectuelle qui touchent au Commerce (ADPIC) par l'ensemble des États membres de l'OMC, il convient de faire le bilan de cet instrument juridique international dans son application à la production pharmaceutique. Cet accord devait permettre la promotion de la recherche et du développement de nouveaux médicaments, tout en assurant leur accès universel. Que pourrions-nous faire pour assurer l'accès universel aux médicaments ?
(25.00 euros, 254 p.)
ISBN : 978-2-343-09719-0, ISBN EBOOK : 978-2-14-001522-9

LES SOURDS SONT-ILS MAL ENTENDUS ?
Guyon Isabelle - Préface d'Emmanuelle Laborit
Au fil de ses rencontres d'adultes et de jeunes sourds, Isabelle Guyon a été témoin des multiples difficultés de parcours et de vie auxquels les sourds sont confrontés encore aujourd'hui. C'est cette expérience qu'elle a voulu partager avec les lecteurs. Ce livre est aussi une mine d'informations pour qui veut connaître un peu mieux le monde des sourds.
(16.00 euros, 158 p.)
ISBN : 978-2-343-09507-3, ISBN EBOOK : 978-2-14-001348-5

EXERCER LE LANGAGE LORS DE TROUBLES COGNITIFS CONSTITUÉS OU ÉVOLUTIFS
Orellana-Gelain Blandine - Préface du professeur Marie Sarazin
Ce recueil d'exercices de langage est destiné aux professionnels de la rééducation (orthophonistes, ergothérapeutes, psychomotriciens...) susceptibles d'individualiser leurs interventions, ainsi qu'à tout autre professionnel paramédical amené à intervenir à domicile, avec une équipe spécialisée Alzheimer, en hôpital de jour ou en accueil de jour, en pôle d'activités et de soins adaptés. Voici un ensemble de ressources utiles à l'accompagnement des personnes atteintes de troubles cognitifs évolutifs ou constitués. Quelques grands principes de communication y sont présentés.
(15.50 euros, 106 p.)
ISBN : 978-2-343-09701-5, ISBN EBOOK : 978-2-14-001586-1

À VOTRE SANTÉ
Données médicales et culturelles
Huile d'olive, vin, sel, café, thé, chocolat, miel, plantes médicinales
Bertrand Edmond
La consommation de nombreux produits traditionnels est réputée bénéfique alors que les avantages sont souvent fantasmés ou faux. Le professeur Edmond Bertrand

présente les avantages et inconvénients des principaux aliments consommés pour leurs effets positifs : huile d'olive, vin, sel, café, thé, chocolat, miel. Il aborde aussi la question des plantes médicinales avec leurs limites et parfois leurs dangers. Chaque chapitre comporte une partie historique et culturelle.
(19.50 euros, 186 p.)
ISBN : 978-2-343-08318-6, ISBN EBOOK : 978-2-14-001380-5

RECHERCHE APPLIQUÉE AU SPORT
Les facteurs de la valeur motrice
Tifour Meriem, Blain Alain
Cet ouvrage est une synthèse - en coopération - sur les connaissances des données actuelles sur la posture, le mouvement et l'entraînement fonctionnel du sport. Il a pour visée d'informer le public comme les professionnels sur les méthodes efficaces mais mal connues du public concerné par les douleurs habituelles et déséquilibres posturaux de base. Pour une meilleure disponibilité corporelle souhaitable et à acquérir depuis l'enfance.
(26.00 euros, 252 p.)
ISBN : 978-2-343-08803-7, ISBN EBOOK : 978-2-14-001483-3

SPORT ET ARTHROSE OU ARTHROSE DU SPORT
Enquêtes épidémiologiques internationales et perspectives de prévention
Blain Alain, Tifour Meriem
Cet ouvrage a pour but d'informer tous les professionnels (médecins, médecins du sport, entraîneurs, éducateurs...) sur les douleurs et les dysfonctions posturales et musculo-squelettiques. Coopération et applications préventives d'éducation, prévention et sécurité par des méthodes existantes découlant de l'expérience sont souvent méconnues du grand public.
(27.00 euros, 258 p.)
ISBN : 978-2-343-08802-0, ISBN EBOOK : 978-2-14-001482-6

MOUVEMENT ET PRÉVENTION DE LA PERSONNE
Le sens postural : fonction pilote de l'action et de la disponibilité corporelle. Le mouvement succession-glissement de postures
Blain Alain
Le sens postural est l'anticipation du mouvement dans toutes les activités, tant dans le monde du travail que dans le monde du sport. Le sens postural, l'équilibre postural et le référentiel postural du mouvement concernent toutes les personnes souffrant du mal de dos, « mal mondial, mal du siècle ». Il existe un moyen d'y remédier, mais il faut être informé. C'est l'objectif de ce mémoire à destination du public et des médecins.
(15.50 euros, 126 p.)
ISBN : 978-2-343-08801-3, ISBN EBOOK : 978-2-14-001485-7

MALADIES AUTO-IMMUNES
Quand notre système de défense nous trahit
Tron François
Le système immunitaire nous protège contre les virus, les bactéries et les parasites. Il peut parfois tourner ses armes contre l'organisme qu'il est censé défendre et y

induire des lésions. Les maladies qui en résultent sont dites auto-immunes. Elles sont fréquentes et ensemble constituent la troisième cause de morbidité derrière les maladies cardiovasculaires et cancéreuses. Ce livre parcourt aussi les voies que la recherche emprunte pour corriger les désordres cellulaires et moléculaires observés au cours de chaque maladie auto-immune.
(Coll. Acteurs de la Science, 22.50 euros, 212 p.)
ISBN : 978-2-343-07769-7, ISBN EBOOK : 978-2-336-39806-8

LE DROIT DE LA GÉNÉTIQUE
À la recherche d'une branche du droit
Bricker Guillaume - Préface de Gérald Teboul
En matière de génie génétique, les questions éthiques et polémiques se multiplient à mesure que la technique évolue et embrasse de nombreux sujets : reproduction, OGM, tests génétiques, clonage... Le droit est-il suffisamment en avance pour y répondre ? Cet ouvrage permet de mieux connaître les règles et en assure la promotion, tout en mettant en garde contre les glissements éthiques. Il offre un panorama complet du cadre juridique applicable à la génétique. L'ensemble des textes permet de mieux comprendre les enjeux et quelquefois les limites de la législation.
(Coll. Le Droit aujourd'hui, 65.00 euros, 852 p.)
ISBN : 978-2-343-06705-6, ISBN EBOOK : 978-2-336-39860-0

BIOÉTHIQUE ET TRANSDISCIPLINARITÉ
Brelet Claudine, Patrick Curmi, Fatima Zhora Elkebir, Salwa Hamrouni, Mourad Merdaci - Préface de Christian Byk
Réflexion transdisciplinaire sur les rapports entre les sciences de l'homme et son environnement, cet ouvrage défend une bioéthique ouverte à la société civile. Il reflète les défis moraux auxquels sont maintenant confrontées les biotechnologies, depuis les OGM jusqu'à la PMA. Les chercheurs rappellent que la révolution biotechnologique peut et doit contribuer à améliorer la qualité de la vie, présente et future. La bioéthique questionne finalement la nature même de l'être humain et offre la perspective d'un nouvel avenir.
(Coll. Cultures et Médecines, 17.00 euros, 154 p.)
ISBN : 978-2-343-07225-8, ISBN EBOOK : 978-2-336-39901-0

TRANSGRESSIONS DES FRONTIÈRES DU CORPS
La chirurgie esthétique
Mitz Vladimir
Les frontières de la chirurgie esthétique délimitent, avec difficulté, une spécialité chirurgicale qui est expansive. Cette chirurgie transgressive dérange les concepts philosophiques du «accepte-toi tel que tu es», elle bénéficie d'innovations tumultueuses telles les homogreffes du visage ou des membres, elle est constamment soumise à l'œil éveillé des médias. Cet ouvrage se propose d'en exposer les facettes en explorant ses mythes, ses bases conscientes et inconscientes et ses limites.
(Coll. Eidos série Retina, 16.50 euros, 156 p.)
ISBN : 978-2-343-07729-1, ISBN EBOOK : 978-2-336-39759-7

L'HARMATTAN ITALIA
Via Degli Artisti 15; 10124 Torino
harmattan.italia@gmail.com

L'HARMATTAN HONGRIE
Könyvesbolt ; Kossuth L. u. 14-16
1053 Budapest

L'HARMATTAN KINSHASA
185, avenue Nyangwe
Commune de Lingwala
Kinshasa, R.D. Congo
(00243) 998697603 ou (00243) 999229662

L'HARMATTAN CONGO
67, av. E. P. Lumumba
Bât. – Congo Pharmacie (Bib. Nat.)
BP2874 Brazzaville
harmattan.congo@yahoo.fr

L'HARMATTAN GUINÉE
Almamya Rue KA 028, en face
du restaurant Le Cèdre
OKB agency BP 3470 Conakry
(00224) 657 20 85 08 / 664 28 91 96
harmattanguinee@yahoo.fr

L'HARMATTAN MALI
Rue 73, Porte 536, Niamakoro,
Cité Unicef, Bamako
Tél. 00 (223) 20205724 / +(223) 76378082
poudiougopaul@yahoo.fr
pp.harmattan@gmail.com

L'HARMATTAN CAMEROUN
TSINGA/FECAFOOT
BP 11486 Yaoundé
699198028/675441949
harmattancam@yahoo.com

L'HARMATTAN CÔTE D'IVOIRE
Résidence Karl / cité des arts
Abidjan-Cocody 03 BP 1588 Abidjan 03
(00225) 05 77 87 31
etien_nda@yahoo.fr

L'HARMATTAN BURKINA
Penou Achille Some
Ouagadougou
(+226) 70 26 88 27

L'HARMATTAN SÉNÉGAL
10 VDN en face Mermoz, après le pont de Fann
BP 45034 Dakar Fann
33 825 98 58 / 33 860 9858
senharmattan@gmail.com / senlibraire@gmail.com
www.harmattansenegal.com

Achevé d'imprimer par Corlet Numérique - 14110 Condé-sur-Noireau
N° d'Imprimeur : 136257 - Dépôt légal : février 2017 - *Imprimé en France*

www.ingramcontent.com/pod-product-compliance
Lightning Source LLC
LaVergne TN
LVHW021217061026
849535LV00008B/2792